Rudolf Steiner Taschenbücher
aus dem Gesamtwerk

ZU DIESER AUSGABE

Der Eröffnung der Freien Waldorfschule in Stuttgart im Herbst 1919 ging ein 15tägiger Schulungskurs voraus, an dem die zukünftigen Lehrer sowie eine Reihe interessierter Persönlichkeiten teilnahmen. Die einzelnen Kurstage beinhalteten am Vormittag zwei Vortragsveranstaltungen und am Nachmittag Besprechungen in seminaristischer Form. Der gesamte Kurs liegt in folgenden drei Bänden vor: «Allgemeine Menschenkunde als Grundlage der Pädagogik», GA 293 (tb 617); «Erziehungskunst. Methodisch-Didaktisches», GA 294 (tb 618); «Erziehungskunst. Seminarbesprechungen und Lehrplanvorträge», GA 295 (tb 639).

Zwei Jahre später versammelte sich die inzwischen erweiterte Lehrerschaft erneut zu einem Schulungskurs, der auch als «Ergänzungskurs» zu dem 1919 gehaltenen Kurs bezeichnet wird, da angesichts des Aufbaues der Oberstufe hier nun insbesondere Fragen des Kindes im Pubertätsalter zur Sprache kamen. In den nun hier auch in Taschenbuch vorliegenden Vorträgen geht es Rudolf Steiner vor allem darum, dem Pädagogen und Erziehenden immer wieder zu verdeutlichen, daß seine Tätigkeit entscheidend davon abhängt, was er in sich selbst ausbildet und wie er sich «selbst in die Welt hineinfindet». Ausgehend von der Frage, wie das im Unterricht Entwickelte zum bleibenden Besitz des Kindes werden kann, schildert er eingehend die verschiedenen Qualitäten des Vorstellens, Erinnerns usw., um dann die Bedeutung und den Stellenwert des Gefühlslebens im Zusammenhang mit der Ausgangsfrage herauszuarbeiten. Ferner werden zahlreiche methodisch-didaktische sowie menschenkundliche Fragen behandelt. In den Vorträgen fünf bis acht konzentriert er sich vor allem auf das 14. und 15. Lebensjahr und die für den Lehrplan der 9. und 10. Klasse erkenntnisleitenden Gesichtspunkte.

Rudolf Steiner

Menschenerkenntnis und Unterrichtsgestaltung

Acht Vorträge für die Lehrer der
Freien Waldorfschule in Stuttgart
vom 12. bis 19. Juni 1921

RUDOLF STEINER VERLAG
DORNACH / SCHWEIZ

Nach einer vom Vortragenden nicht durchgesehenen Nachschrift
herausgegeben von der Rudolf Steiner-Nachlaßverwaltung

Ungekürzte Ausgabe nach dem gleichnamigen Band
der Rudolf Steiner Gesamtausgabe
herausgegeben von H. R. Niederhäuser
(Bibliographie-Nr. 302, ISBN 3-7274-3020-6)
5. Auflage, Dornach 1986

Taschenbuchausgabe

1.–6. Tsd. Dornach 1988

Bestell-Nr. tb 6570

Zeichen auf dem Umschlag und Titelblatt von Rudolf Steiner

Printed in Germany by Clausen & Bosse, Leck

ISBN 3-7274-6570-0

Zu den Veröffentlichungen
aus dem Vortragswerk von Rudolf Steiner

Die Grundlage der anthroposophisch orientierten Geisteswissenschaft bilden die von Rudolf Steiner (1861–1925) geschriebenen und veröffentlichten Werke. Daneben hielt er in den Jahren 1900 bis 1924 zahlreiche Vorträge und Kurse, sowohl öffentlich wie auch für die Mitglieder der Theosophischen, später Anthroposophischen Gesellschaft. Er selbst wollte ursprünglich, daß seine durchwegs frei gehaltenen Vorträge nicht schriftlich festgehalten würden, da sie als «mündliche, nicht zum Druck bestimmte Mitteilungen» gedacht waren. Nachdem aber zunehmend unvollständige und fehlerhafte Hörernachschriften angefertigt und verbreitet wurden, sah er sich veranlaßt, das Nachschreiben zu regeln. Mit dieser Aufgabe betraute er Marie Steiner-von Sivers. Ihr oblag die Bestimmung der Stenographierenden, die Verwaltung der Nachschriften und die für die Herausgabe notwendige Durchsicht der Texte. Da Rudolf Steiner aus Zeitmangel nur in ganz wenigen Fällen die Nachschriften selbst korrigieren konnte, muß gegenüber allen Vortragsveröffentlichungen sein Vorbehalt berücksichtigt werden: «Es wird eben nur hingenommen werden müssen, daß in den von mir nicht nachgesehenen Vorlagen sich Fehlerhaftes findet.»

Über das Verhältnis der Mitgliedervorträge, welche zunächst nur als interne Manuskriptdrucke zugänglich waren, zu seinen öffentlichen Schriften äußert sich Rudolf Steiner in seiner Selbstbiographie «Mein Lebensgang» (35. Kapitel). Das dort Gesagte gilt gleichermaßen auch für die Kurse zu einzelnen Fachgebieten, welche sich an einen begrenzten, mit den Grundlagen der Geisteswissenschaft vertrauten Teilnehmerkreis richteten.

Nach dem Tode von Marie Steiner (1867–1948) wurde gemäß ihren Richtlinien mit der Herausgabe einer Rudolf Steiner Gesamtausgabe begonnen. Der vorliegende Band entspricht dem Band in dieser Gesamtausgabe. Soweit erforderlich, finden sich nähere Angaben zu den Textunterlagen am Beginn der Hinweise.

INHALT

ERSTER VORTRAG

Stuttgart, 12. Juni 1921

Meine lieben Freunde, wir haben jetzt fast zwei Jahre Waldorfschule hinter uns und wollen insbesondere auch im Hinblick darauf, daß wir ja mit Beginn des nächsten Schuljahres die Waldorfschule um eine sehr wichtige Klasse zu erweitern haben, wieder einiges Pädagogisch-Didaktisches besprechen. Damit will ich aber eigentlich erst morgen beginnen und heute die Stunde dazu benützen, um einiges mit Ihnen zu besprechen, das gewissermaßen eine Art Ergebnis unserer zweijährigen Tätigkeit darstellt; ein Ergebnis insofern, als aus dieser Tätigkeit heraus sich allerlei Gesichtspunkte ergeben können, die für unsere weitere Arbeit fruchtbar werden mögen.

Sie werden vielleicht dasjenige, was ich heute sage, nicht mißverstehen, wenn ich von vornherein bemerke, daß unsere Waldorfschule in den zwei Jahren ihrer Tätigkeit nach meiner Beobachtung einen wesentlichen Fortschritt aufzuweisen hat; daß die Methode und das methodische Arbeiten des Unterrichtens und des Erziehens schon durchaus sich jetzt so ausnimmt, daß man sagen kann: Unsere lieben Lehrer haben sich in ihre Aufgaben fortschreitend hineingefunden und sind mit ihren Zielen in einer ganz außerordentlich guten Weise zusammengewachsen. – Aber wir müssen doch eben auf einzelnes hinschauen, das zu einer auch weiteren guten Entwickelung die Unterlage bieten kann. Ich glaube, wenn Sie den Unterricht überblicken und die Erziehungsresultate durch Ihre Seele ziehen lassen, die wir erzielt haben, werden Sie alle zunächst das Gefühl haben: es ist gearbeitet worden an den Kindern, und diese Arbeit hat uns selbst dazu gebracht, die Methode des Arbeitens immer besser handhaben zu können. Aber eines werden wir vielleicht doch schmerzlich vermissen, und das ist: es ist uns vielleicht leichter, den Unterrichtsstoff an die Kinder heranzubringen, die Kinder im Augenblick an ein gewisses Verständnis desjenigen, was wir ihnen vorbringen wollen, heranzubändigen, allein es ist noch nicht alles das erreicht, was zu einem bleibenden Besitz desjenigen führt, was wir dem Kinde beigebracht haben, namentlich zu einem solchen bleibenden Besitz, daß die Dinge mit der ganzen Wesenheit der Kinder zusammengewachsen sind, so daß sie sie wirklich dann ins Leben so mitnehmen, wie wir ihnen das oftmals ermahnend bei gewissen feierlichen Gelegenheiten sagten.

Wir müssen ja durchaus so unterrichten, daß unser Unterrichten ein Lebendiges ist, das heißt, daß wir nicht bloß dafür sorgen, daß das Kind gewisse Vorstellungen, gewisse Empfindungen, gewisse Geschicklichkeiten aufnimmt, sondern daß es je nach seiner Anlage und nach der Ausbildung dieser Anlage etwas Lebendiges in dieses Leben mitnimmt. Geradeso wie beim lebendigen Wesen, solange es im Wachstum ist, die Glieder größer werden, komplizierter werden, sich ausbilden, so müssen wir nicht fertige Vorstellungen, fertige Empfindungen, fertige Geschicklichkeiten dem Kinde überliefern, sondern solche, die die Möglichkeiten des Wachstums in sich tragen. Wenn wir dem Kinde etwas beibringen, so müssen wir dafür Sorge tragen, daß das Beigebrachte nicht so bleibt, wie es ist, sondern daß es selber mit dem Kinde heranwächst, daß es etwas anderes wird im Laufe der Entwickelung, und der Mensch gewissermaßen dasjenige, was er mit 8 Jahren lernt, mit 30, mit 40 Jahren noch hat; daß es mit ihm so herangewachsen ist, wie seine komplizierten Glieder mit ihm heranwachsen, beziehungsweise in der richtigen Zeit mit ihrem Wachstum abnehmen und so weiter. Wir müssen also fortwährend Lebensfähiges, man könnte auch sagen Absterbensfähiges, in das Kind hineinbringen. Dazu ist es notwendig, daß das Kind überhaupt dasjenige als sein Eigentum behält, was wir ihm beibringen. Die Frage entsteht in uns als eine brennende gerade aus unserer Unterrichtspraxis heraus: Wie bringen wir es besser zustande, daß wir es zu seinem bleibenden Besitz umgestalten? Und die Antwort auf diese Frage ergibt sich eigentlich aus ganz anderen Voraussetzungen, als man gewöhnlich denkt.

Meine lieben Freunde, was wir besonders brauchen, das ist, daß wir uns immer mehr und mehr bemühen, wirklich in die menschliche Natur, also als Lehrer in die kindliche Natur, in das ganze Wesen dem Geistigen, Seelischen und Leiblichen nach einzudringen, daß wir uns immer mehr Bewußtsein davon verschaffen, was eigentlich im Menschen vorliegt. Dann bekommen wir auch einen richtigen Begriff davon, was eigentlich mit dem Kinde geschieht, wenn wir ihm das oder jenes beibringen und lernen, in der richtigen Weise nach diesem Begriff zu arbeiten. Und so wollen wir heute die Stunde vorzugsweise darauf verwenden, gewissermaßen uns einen Gesamtüberblick zu verschaffen über das Unterrichten und das Erziehen.

Da will ich zunächst auf eines hinweisen: Es herrschen ja vielfach so falsche Vorstellungen über die menschliche Natur. Gerade sehr viele Lehrer haben die Vorstellung: Wir übermitteln den Kindern etwas, sei es durch Anschauung oder Erzählung, oder indem wir es selber mitarbeiten lassen; wir bringen damit dem Kinde gewisse Geschicklichkeiten, Vorstellungen, Empfindungen bei, und dann behält diese das Kind als solche. – Das ist aber so nicht der Fall. Gehen wir zum Beispiel davon aus, daß wir dem Kinde bestimmte Vorstellungen beibringen, aus der Geschichte, aus der Literaturgeschichte oder aus dem Rechnen, aus der Geographie, was es auch ist, und daß wir darauf rechnen, daß das Kind diese Vorstellungen auch behält, also zu seinem inneren seelischen Besitz macht. Das ist nun gewöhnlich so, daß vorgestellt wird: Begriffe, die man dem Kinde beibringt, die gehen so irgendwohin in die unteren Regionen des seelischen Lebens, in das Unbewußte oder Unterbewußte; da hausen sie auf irgendeine Weise, und dann werden sie, wenn es nötig ist, wiederum hervorgeholt, und das sei das Gedächtnis. Das ist aber nicht so; eine Vorstellung zum Beispiel, die wir dem Kinde beibringen, die das Kind mit uns sich erarbeitet, die ist in der Form, in der sie lebt, wenn wir mit dem Kinde arbeiten, dann, wenn das Kind nicht in der Vorstellung lebt, vielleicht schon unmittelbar nachher nicht als eine solche Vorstellung im Kinde, als sie unmittelbar vorher im Kinde als Vorstellung gewesen ist. Davon ist keine Rede, daß ein Begriff in derselben Form im Unterbewußten herumschwimmt und dann wiederum aus diesem gedächtnismäßig heraufgeholt wird. Das ist durchaus nicht der Fall. Die Vorstellung, die wir mit dem Kinde erarbeitet haben, ist, wenn das Kind nicht daran denkt, gar nirgends vorhanden. Diese Vorstellung schwimmt also nicht herum, sie ist als solche nicht vorhanden. Dasjenige, was geschieht, wenn das Kind gedächtnismäßig eine solche Vorstellung wieder entwickelt, ist etwas ganz anderes, als man gewöhnlich meint, daß da die Vorstellung aus dem Unterbewußten heraufgehoben wird.

Wir können ganz gut das Erinnern mit dem Wahrnehmen nicht nur vergleichen, sondern in einer gewissen Beziehung als eins ansehen. Wenn wir wahrnehmen, also wenn wir auch des Kindes seelische Tätigkeit auf irgendeinen äußeren Gegenstand lenken und mit ihm irgendeine Vorstellung erarbeiten, ist das durchaus eine Selbsttätigkeit des Kindes. Das Kind erarbeitet sich diese Vorstellung; wir sprechen von Wahrnehmung. Wenn das Kind irgend etwas erinnert, so ist das derselbe Vorgang nur nach innen gerichtet; es geht im Inneren etwas vor. Und das, was im Inneren vorgeht, das wird genau ebenso von innen heraus erarbeitet, wie von außen herein die Wahrnehmung erarbeitet wird. Dasjenige, was im Inneren des Menschen weiterlebt, wenn eine Vorstellung nicht mehr im vorstellungsmäßigen Sinn vorhanden ist, das sind allerdings sehr, sehr komplizierte innere Vorgänge, und es wird im einzelnen Fall außerordentlich schwierig sein, diesen Prozeß wirklich darzustellen, der sich da im Inneren des Menschen abspielt, wenn eine Vorstellung gerade aufhört präsent zu sein und dann sich bereitet, sich mit dem Menschen zu verbinden, um später wiederum in der Erinnerung aufzutauchen, das heißt, denjenigen Vorgang vorzubereiten, der darin besteht, daß man etwas, was im Inneren geschieht, wiederum wahrnimmt. Man nimmt gerade so von innen etwas wahr, wenn man erinnert, wie wenn man von außen etwas wahrnimmt. Es ist auch nicht eigentlich notwendig, daß man das kennt und beschreibt, was da im Inneren des Menschen sich abspielt, sondern dasjenige, was notwendig ist, ist etwas anderes: Wenn wir auf das Bleibende des Vorstellungslebens sehen, das dann als Erinnerung wieder auftaucht, so ist die Summe der Vorgänge, die dann zu dem führen, was erinnert wird, eigentlich in derselben Seelenregion des Menschen vorhanden, in welcher das Gefühlsleben vorhanden ist. Das Gefühlsleben mit seiner Freude, seinem Schmerz, seiner Lust und Unlust, Spannung und Entspannung und so weiter, dieses Gefühlsleben ist dasjenige, was eigentlich der Träger des Bleibenden der Vorstellung ist und aus dem die Erinnerung wiederum geholt wird. Unsere Vorstellung verwandelt sich durchaus in Gefühlsregungen, und diese

Gefühlsregungen sind es, die wir dann wahrnehmen und die zur Erinnerung führen.

Dieses ist aus dem Grunde wichtig zu wissen, weil wir in der Pädagogik und Didaktik ganz besonders darauf Rücksicht nehmen müssen. Wenn wir einem Kinde, wie man heute in einer ganz verfehlten Pädagogik so vielfach glaubt, immer nur Anschauungen beibringen und darauf sehen, daß das Kind alles sich genau anschaut und ganz und gar nur anschaut, dann sind für das Kind doch sehr wenig Erinnerungshilfen vorhanden. Dagegen sind viele Erinnerungshilfen vorhanden für das Kind, wenn wir versuchen, mit einem gewissen inneren Temperament, in einer temperamentvollen Weise den Unterricht zu begleiten mit Gefühlsmäßigem; wenn wir mit anderen Worten so in den Unterricht eingehen, daß wir ihn immerfort durchspicken mit der Möglichkeit, daß das Kind zu einem sanften, inneren, nicht ganz herauskommenden humorvollen Lächeln über das eine oder andere kommt, oder auch zu einer gewissen Herbigkeit oder Traurigkeit kommt; wenn wir also versuchen, niemals bei dem bloß Intellektuellen zu bleiben, sondern überzugehen zu Gefühlsbegleiterscheinungen des Unterrichtens. Das ist von einer außerordentlichen Wichtigkeit, obwohl für den Lehrer in einer gewissen Weise unbehaglich und unbequem, denn er muß hier natürlich an seine Geistesgegenwart größere Anforderungen stellen, wenn er die Kinder anregen will, gefühlsmäßig in Dinge, die man vorbringt, zu begleiten, als wenn er ihnen einfach erzählend oder auf Anschauung weisend einen Stoff beibringt. Es brauchen Gefühlserregungen durchaus nicht im pedantischen Sinne gerade an dasjenige anzuknüpfen, was man behandelt. Man kann den Gedankengang oder den Empfindungsgang erweitern, vielleicht sogar auf Nebensachen erweitern, aber versuchen, daß das Kind, während man es unterrichtet, eben auch immer Gefühlsregungen hat.

Solche Gefühlsregungen sind wesentliche Erinnerungshilfen. Und das wollen wir wirklich nicht außer acht lassen. Wir sollten zum Beispiel auch beim Physikunterricht, beim Geometrieunterricht, beim trockensten Unterricht versuchen, das Gefühlsleben des Kindes in Regsamkeit zu bringen. Wir sollten dasjenige, was wir gerade im Gedankengang haben, auf unmittelbar Naheliegendes ablenken, also ich will sagen, indem wir anknüpfen an das eine oder das andere Kind, indem wir dem einen oder anderen Kind etwas imputieren: Wenn du dies machst und dir dabei das passiert –, etwas, was immer in einem näheren oder entfernteren Zusammenhang mit dem Gedankengang steht und so in den Unterricht Empfindungsmäßiges, Gefühlsmäßiges hineinmischen, namentlich dasjenige hineinmischen, was bei dem Kinde Spannungen hervorbringt, was Erwartungen hervorbringt und Entspannungen, die eintreten sollen, wenn wir das Kind auf etwas führen sollen.

Unterschätzen Sie nicht im Unterricht die Wirkung des Unbekannten oder Halbbekannten. Diese Wirkung des Unbekannten oder Halbbekannten auf das Gefühl hat eine ungeheure Bedeutung. Wenn Sie jetzt einem Kinde eine Stunde geben und Sie bringen ihm allerlei bei, und am Ende sagen Sie: Morgen wird das oder jenes kommen –, das Kind braucht gar nichts von dem zu verstehen, sondern nur eine Erwartung irgendeines Unbekannten zu haben, eine Erwartung, die man so beibringt, daß sie etwas nachhält, daß das Kind neugierig ist auf dasjenige, was morgen kommen wird. Sagen wir zum Beispiel, man hat dem Kinde Lehren über das Viereck beigebracht, und man hat das Viereck vor dem Dreieck genommen; nun weiß das Kind noch nichts von dem Dreieck, aber ich sage: Morgen werden wir zum Dreieck übergehen –, das Kind weiß nichts vom Dreieck, es ist ihm ein Unbekanntes, aber gerade daß ein Unbekanntes spielt, gerade daß dieses Unbekannte als Unbekanntes eine gewisse Spannung erregt und das Kind erwartungsvoll der nächsten Stunde entgegenlebt, das ist etwas, was in ungeheurer Weise tragend auf den ganzen Unterricht wirkt. Das Unbekannte und Halbbekannte sollen wir durchaus benützen, um dem Kinde dieses oder jenes leichter zu machen im Zusammenfassen zu einer Einheit. Solche Dinge sollten wir wirklich nicht unberücksichtigt lassen. – Wenn wir uns immer mehr gewöhnen, in solche Dinge uns einzuleben, verbinden wir erstens Erziehung mit Unterricht auf eine ganz elementarische Weise und wir erzeugen dann in uns selbst das Bedürfnis, die Menschennatur, die Kindesnatur immer mehr und genauer kennenzulernen. Und indem wir nachgrübeln aus unserer anthroposophischen Erkenntnis heraus über diese Menschennatur, über diese Menschenweisheit, schließt sich dann manches auf, was unterrichtliche Geschicklichkeit wird. – Das wäre außerordentlich wichtig, wenn das weiter ausgebildet werden würde – was noch weniger bei uns ist –, dieses Aneignen des Unterrichteten als wirklichen persönlichen Besitz bei jedem einzelnen Kind.

Es zerfällt ja der Unterricht – wenn wir die Begriffe etwas pressen – im wesentlichen in zwei Teile, die allerdings immer ineinander wirken: in den einen Teil, wo wir dem Kinde etwas beibringen, an dem es sich mit seiner Geschicklichkeit, mit seiner ganzen Leiblichkeit betätigt, wo wir also das Kind in eine Art von Selbsttätigkeit bringen. Wir brauchen nur an die Eurythmie, an die Musik, an das Turnen zu denken, ja selbst wenn wir an das Schreiben, wenn wir an die äußere Verrichtung des Rechnens denken, wir bringen das Kind da in eine gewisse Tätigkeit. Der andere Teil des Unterrichtens ist der betrachtende Teil, wo wir das Kind anschauen lassen, wo wir das Kind auf etwas hinweisen.

Diese beiden Teile, obwohl sie immer ineinandergreifen im Unterricht, sind voneinander grundverschieden, und gewöhnlich weiß man gar nicht, wieviel der Lehrer besonders bei einem betrachtenden Unterricht, zum Beispiel beim Geschichtsunterricht, von einem anderen Lehrer hat, der mehr auf Geschicklichkeit und Fertigkeit hinzuarbeiten hat. Sehen Sie, etwa Kinder nur zu unterrichten in Betrachtungssachen, würde ihr Leben für das spätere Alter furchtbar verkümmern. Kinder, die bloß auf das Betrachtende hindressiert oder unterrichtet werden, werden im späteren Leben benommene Menschen. Sie werden mit einem gewissen Überdruß an der Welt erfüllt. Sie werden sogar für das Betrachten im späteren Lebensalter oberflächlich. Sie sind nicht mehr geneigt, im späteren Lebensalter viel zu betrachten und auf das Außenleben die nötige Aufmerksamkeit zu verwenden, wenn man sie nur unterrichtet hat in Geschichte oder in Kulturgeschichte oder überhaupt in dem, was betrachtender Art ist. Wir verdanken eben, wenn wir dem Kinde etwas beizubringen haben, was betrachtender Art ist, ein ganz Wesentliches dem Handarbeitslehrer oder dem Musik- oder Eurythmielehrer. Der Geschichtslehrer lebt eigentlich von dem Musiklehrer, von dem Gesanglehrer, und umgekehrt der Gesanglehrer, der Musiklehrer lebt von dem, was als Geschichtliches oder Betrachtliches dem Kinde beigebracht worden ist.

Nun, wenn wir das Kind namentlich auf Betrachtliches hinzuweisen haben, wenn wir es so beschäftigen, daß es dasitzt, seine Aufmerksamkeit auf etwas lenken muß, was wir ihm erzählen, oder auf etwas, wobei wir sein Urteil herausfordern, sogar sein moralisches Urteil, wir mögen uns noch so sehr anstrengen, es zum Selbstdenken zu bringen, wenn es einfach dasitzt und zuhört, oder über etwas denkt, so ist dies – wenn ich mich des paradoxen Ausdruckes bedienen darf – eine wachende Schlaftätigkeit für das Kind. Das Kind ist mit seinem Geistig-Seelischen in einer gewissen Weise aus dem Leibe heraußen, und nur dadurch, daß es nicht ganz heraußen ist wie beim Schlafe, wird es in der Mittätigkeit des Leibes unterhalten. In einem leiseren Grad wird tatsächlich beim betrachtlichen Unterricht im Organismus dieselbe Erscheinung hervorgerufen wie im Schlaf, nämlich ein gewisses Aufsteigen der organischen Tätigkeit von unten nach oben. Kinder, denen wir Geschichte erzählen, entwickeln organisch dieselbe Tätigkeit, die der Mensch im Schlaf entwickelt, wo ihm auch die Stoffwechselprodukte ins Gehirn steigen. Wenn wir die Kinder sitzen lassen und sie so beschäftigen, daß sie betrachten müssen, ist es so, wie wenn wir in ihnen eine leise Schlaftätigkeit des Organismus hervorrufen.

Man hat gewöhnlich die Vorstellung, daß der Schlaf nur stärkend ist für den Organismus; jeder Morgen, an dem man mit Kopfschmerzen erwacht, könnte natürlich von der Wirklichkeit der Sache belehren. Wir müssen uns durchaus klar sein darüber, daß dasjenige, was in unserem Organismus krank ist, zurückgehalten wird durch die Wachtätigkeit von den oberen Organen, daß es nicht aufsteigen kann. Wenn wir schlafen und es ist etwas in unserem Organismus krank, dann steigt es erst richtig auf. Und dieses Hinaufsteigen alles desjenigen, was im kindlichen Organismus nicht ganz in Ordnung ist, das ist fortwährend der Fall, während wir das Kind betrachten lassen. Dagegen wenn wir dem Kinde Eurythmie beibringen, wenn wir es singen lassen, wenn wir es sich musikalisch betätigen lassen, wenn wir es turnen lassen, ja selbst wenn wir es schreiben lassen, insofern es dabei eine Selbsttätigkeit entwickelt, wenn wir es handarbeiten lassen, da ist eine Tätigkeit vorhanden, die wir in derselben Weise vergleichen müssen mit der Wachtätigkeit; es ist eine gesteigerte Wachtätigkeit vorhanden.

Es wird daher wesentlich durch Singen, durch Eurythmie, auch wenn das gar nicht beabsichtigt wird, eine hygienische, ja sogar eine therapeutische Tätigkeit ausgeführt. Das ist gar nicht zu leugnen. Und es ist vielleicht diese hygienische und therapeutische Tätigkeit dann am allergesündesten, wenn wir nicht mit einer laienhaft ärztlichen Absicht darangehen, sondern wenn wir es einfach unserer gesunden Vorstellungsart, unserer gesunden Lebensauffassung überlassen. Aber als Lehrer ist es gut, wenn wir wissen, wie wir füreinander arbeiten, wenn wir also wissen, daß das Kind das gesunde Aufsteigen der Körpersäfte, das wir brauchen, wenn wir ihm betrachtenden Unterricht beibringen – also zum Beispiel Geschichte –, daß das Kind dieses gesunde Aufsteigen der Säfte dem Gesangunterricht von gestern oder dem Eurythmieunterricht von gestern verdankt. Es ist gut, wenn wir dasjenige, was der gesamte Unterricht darbietet, so zusammenschauen; denn wir werden dadurch von selbst uns anhalten dazu, wenn irgend etwas nicht in Ordnung erscheint, mit dem anderen Lehrer zusammenzuarbeiten. Und dadurch wird sich erst herausstellen, daß wir einander richtige Ratschläge geben, daß wir in der richtigen Weise, sagen wir als Geschichtslehrer zum Beispiel mit dem Gesanglehrer uns besprechen, daß für das eine oder das andere Kind dies oder jenes geschehen soll. Wenn wir das einfach programmäßig in uns didaktisch aufnehmen, kommt nicht viel heraus; wenn wir eine Schematik daraus machen, dann kommt nichts heraus. Erst wenn wir die Dinge überschauen und aus dem Überschauen den Antrieb finden, im einzelnen Fall da und dort uns zu besprechen, dann kommt etwas dabei heraus.

Und man kann überzeugt sein, daß der Physiklehrer, wenn er das oder jenes bei seinen Schülern bemerkt, unter Umständen darauf verfallen kann, wenn er sich allmählich eine solche Übersicht verschafft, mit dem Gesanglehrer zu sprechen, wie man dadurch eine Abhilfe schaffen kann, daß man dies oder jenes im Gesang berücksichtigen wird. Was man da zu berücksichtigen hat, wird der Gesanglehrer besser auszukundschaften wissen als der Physiklehrer; aber der Gesanglehrer wird dankbar sein können, wenn der Physiklehrer ihn auf das oder jenes aufmerksam macht. Dadurch wird ein wirklich lebendiges Zusammenarbeiten im Lehrkörper eigentlich im Grunde erst entstehen können. Und gerade durch so etwas nehmen wir auf den ganzen Menschen Rücksicht und es entwickelt sich dann eines aus dem anderen.

Indem wir einfach auf diese Weise unsere ganze Pädagogik und Didaktik beweglicher machen, fällt uns schon von selber der richtige Humor bei, den wir bei dem oder jenem brauchen. Von diesem Humor hängt es nicht nur ab, ob wir in einem gewissen Augenblick das richtige Unbekannte oder Halbbekannte finden und dann dadurch die Spannungen und Entspannungen hervorrufen, die eine Gedächtnishilfe sind. Es hängt auch noch etwas anderes davon ab: Wenn wir unser Denken als Lehrer immer beweglicher und beweglicher machen und uns daran gewöhnen, über das Unterrichtspensum hinaus an den ganzen Menschen zu denken, dann kommen wir dazu, die einzelnen Gesichtspunkte zu finden, nach denen wir dies oder jenes erweitern können im Unterricht. Und das ist von einer so außerordentlichen Wichtigkeit, daß wir überallhin von irgendeinem Unterrichtsobjekt die entsprechenden Linien ziehen, namentlich die Linien ziehen nach einer Richtung hin, die ich gleich nachher erwähnen will.

Nehmen Sie den Physikunterricht. Es ist ganz gewiß nicht zu empfehlen, den Physikunterricht so zu gestalten, daß wir in den Physiksaal die Apparate tragen und daran methodisch das eine oder andere entwickeln. Wir können dabei außerordentlich geistvoll vorgehen, eines auf das andere bauen und so weiter. Gewiß, es kann dann so ausschauen, als ob wir im Augenblick außerordentlich viel erreicht hätten. Aber darum kann es sich ja niemals handeln, daß wir im Augenblick viel erreichen. Es kann sich nur darum handeln, daß wir den jungen Menschen wirklich etwas für das Leben mitgeben. Dazu aber müssen wir die Begriffe fortwährend erweitern. Wir müssen dazu kommen, sagen wir, irgendeine Erscheinung in der Optik, in der Hydraulik und so weiter zu entwickeln, aber in jedem Augenblick, wo es sich nur ergibt, bereit sein, von dem einen auf das andere überzugehen. Sagen wir zum Beispiel, wenn sich die Möglichkeit ergibt, anzuknüpfen an dies oder jenes, sogleich überzugehen auf Witterungserscheinungen, auf Erscheinungen der ganzen Welt, vielleicht auf ganz Fernliegendes, so daß der Schüler merkt: überall in der Welt sind Zusammenhänge, und das Gefühlsmäßige dabei durchmacht, das er eben durchmacht, wenn man ihn von einem zum anderen führt, dadurch in Spannungen und Entspannungen kommt und sich dadurch insbesondere die Dinge aneignet.

Aber von ganz besonderer Wichtigkeit ist die Beziehung, die wir überall herstellen sollen, wo es nur die Möglichkeit ist: die Beziehung zum Menschen als solchem. Überall sollten wir Gelegenheit nehmen, die Beziehung zum Menschen als solchem herzustellen. Ich will sagen, wir besprechen ein Tier, wir besprechen eine Pflanze, wir besprechen eine Wärmeerscheinung, überall ist die Möglichkeit, ohne daß wir den Unterricht zerstreuen, ohne daß wir gewissermaßen das Kind ablenken, die Sache überzuführen auf irgend etwas, was den Menschen betrifft. Warum sollen wir nicht von der Wärmeerscheinung zum Fieber übergehen können? Warum sollen wir nicht übergehen können von der Behandlung, sagen wir, elastischer Kugeln, die wir in der Physik behandeln, zum Erbrechen des Menschen, was ja eine ähnliche Reaktionserscheinung ist wie der Rückstoß elastischer Kugeln? Warum sollen wir umgekehrt, wenn wir dem Kinde die Reflexionserscheinungen des menschlichen Organismus beibringen, von da nicht übergehen können zur einfachen Erscheinung beim Rückstoß elastischer Kugeln und so weiter?

Dieses Beziehungen herstellen zwischen allen Gebieten des Lebens – wir können es in einer gewissen Weise, natürlich in niederer Stufe, schon bei den kleinsten Kindern beginnen und können dadurch allmählich das Kind daran gewöhnen, in dem Menschen einen Zusammenfluß zu sehen von allem, was im Menschen wie in einer kleinen Welt eben vorhanden ist, einem Zusammenfluß aller Welterscheinungen im Menschen. Es ist ja wirklich so, wenn wir mit dem Kinde über Dinge sprechen, die außerhalb des Menschen liegen, über Naturerscheinungen, dann ist immer die Tendenz vorhanden, dasjenige, was wir ihm so beibringen, zu vergessen. Dagegen wenn wir irgend etwas, was wir so durchnehmen, an den Menschen anknüpfen, die entsprechende Erscheinung im Menschen besprechen können, dann ist immer eine andere Tendenz vorhanden: Man kann nämlich gar nichts vorstellen, was auf den Menschen Bezug hat, besonders wenn man Kind ist, ohne ein Gefühl damit zu verknüpfen. Sie können nicht das Ohr erklären, ohne daß das Kind gefühlsmäßige Begleiterscheinungen über das Ohr hat, nicht das Herz erklären, ohne daß das Kind gewisse Begleitscheinungen über das Herz hat. Und indem Sie die Dinge von der Welt auf den Menschen beziehen, bringen Sie sie immer an die Gefühlssphäre heran. Und das ist so wichtig.

Daher ist es für diejenigen Lehrgegenstände, die sich so recht mit dem Objektiven beschäftigen und für die man es heute liebt, im Objektiven zu bleiben, besonders wichtig, daß wir zum Menschen ablenken, daß wir von der Physik immer zu dem Menschen den Bezug suchen. Bei dem Allerobjektivsten ist es am allerleichtesten möglich, auf den Menschen hinzulenken, weil wirklich die ganze Welt im Menschen zu finden ist. Und wir haben da wiederum ein Mittel, dem Kinde gedächtnismäßig zu Hilfe zu kommen. Wenn das Kind irgend etwas Physikalisches gelernt hat, so vergißt es dies sicher, wenn es sich auch automatisch erinnert; aber lebendiger Eigenbesitz wird es nicht, besonders beim Anschauungsunterricht nicht. Wenn man aber die Dinge überführt in irgend etwas, was dem Menschen selber passiert, da wird es Eigenbesitz. Es wird Eigenbesitz, was dem Menschen über den Menschen erklärt wird und insbesondere ist es so sehr notwendig, daß wir versuchen, das Abstrakte auf der einen Seite zu vermeiden, und das zu vermeiden, was *Schlegel* einmal genannt hat, das Derbmateriell-Konkrete.

Insbesondere ist es wichtig, im Unterricht und in der Erziehung dergleichen Dinge zu vermeiden. Ich möchte dabei auf ein Beispiel hinweisen, das uns neulich – in der 8. Klasse war es – beim Erklären vom Komischen und Tragischen aufgefallen ist. Da handelte es sich darum, das Komische, das Humoristische und das Tragische zu besprechen. Nun, man kann sehr schöne Definitionen finden über dasjenige, was komisch, was humoristisch, was tragisch, was schön ist und so weiter. Und in unseren gebräuchlichen Ästhetiken stehen ja so wunderschöne Dinge, aber sie bewegen sich alle mehr oder minder in Abstraktionen, und man bekommt nicht eigentlich ein lebendiges Vorstellen, wenn man diese Dinge in solch abstrakter Form bespricht. Dagegen ist es in Wirklichkeit so, daß wenn wir tragisch, traurig empfinden, so affiziert das sehr stark unseren Stoffwechsel, es verlangsamt nämlich unseren Stoffwechsel. Alles traurige Empfinden verlangsamt unseren Stoffwechsel. Es ist tatsächlich mit Bezug auf das Leibliche des Menschen eine Ähnlichkeit vorhanden zwischen dem, was uns im Magen liegen bleibt, was wir nicht recht verdauen können, was vom Magen nicht recht durch die Gedärme gehen will, und demjenigen, was uns traurig macht. Wenn wir ein ausgesprochen trauriges Erlebnis haben, so wirken wir verhärtend in ganz buchstäblichem Sinne auf unseren Stoffwechsel zurück. Wenn das auch leise Vorgänge sind, es ist so. Tatsächlich, wenn Sie so recht innerlich traurig werden, so wirken Sie eigentlich Ihrer Verdauung entgegen. Es ist dasselbe, als wenn Ihnen die Nahrung wie ein Stein im Magen liegen bleibt. Das ist nur ein derbmaterieller Vorgang, der aber durchaus damit qualitativ zu vergleichen ist. Denn wenn die Verdauung richtig vor sich geht, dann geht der Speisebrei durch den Magen in die Gedärme, wird in den Darmzotten aufgenommen und geht über in das Blut, und für den oberen Menschen durchbricht er überall die Mittelwand, durchbricht das Zwerchfell; er geht über das Zwerchfell hinauf. Wir können sagen: Ein gesunder Lebensvorgang hängt wirklich davon ab, daß wir das Verdaute über das Zwerchfell hinauf bringen, daß wir es verteilen in den oberen Menschen. – Das ist dann leiblich-körperlich aufgefaßt ein Vorgang, der qualitativ ganz ähnlich ist demjenigen, wenn wir lachen, wenn wir künstlich das Zwerchfell in jene Schwingungen bringen, in die man es durch das Lachen bringt. Das Lachen ist tatsächlich ein Vorgang, der uns organisch gesund macht, es wirkt wie eine richtige gesunde ungestörte Verdauung.

Nun, da kommen wir dazu, das Humoristische, das Heitere mit dem Verdauungsprozeß in eine Beziehung zu bringen; wir lernen griechisch denken, wir lernen begreifen, warum die Griechen von Hypochondrie, von Unterleibsknöchrigkeit gesprochen haben. Es ist das tatsächlich etwas, was dem Anschauen das absolut Richtige gibt. Und es ist dieses nach dem oberen Menschen Hinleben, das Zwerchfell-in-Bewegungbringen, wie es durch eine gesunde Verdauung angeregt wird und sich dadurch nach der Außenwelt entladet, das ist tatsächlich dasjenige, was die humoristische Stimmung an das Leibliche des Menschen anknüpft. Wir entwickeln dadurch, daß wir nicht abstrakt erklären: Humor ist dasjenige, was den Menschen veranlaßt, sich über eine Sache zu stellen –, wir erreichen dadurch einen Zusammenfluß des Abstrakten mit dem Konkreten. Wir stellen eine Einheit her. Wir leiten das Kind an, zu gleicher Zeit das Geistig-Seelische und das Körperlich-Leibliche vorzustellen, miteinander vorzustellen. Wir drängen diese absolut schädliche moderne Vorstellung wiederum zurück, daß man fortwährend dem Menschen Seelisch-Geistiges ohne Bezug zum Leiblich-Körperlichen beibringt und dann wiederum auch – was natürlich nur der Gegenpol davon ist –, daß, wenn man über Physisch-Körperliches spricht, man vom Derb-materiellen spricht. Das eine oder das andere ist eigentlich nicht vorhanden, sondern das Richtige ist dieses Zusammenfließen von beiden. Und wir müssen in die Lage kommen, damit wir totale Vorstellungen hervorbringen, den Humor und die Tragik nicht nur durch abstrakte Begriffe aneinanderzuketten, sondern durch das Zwerchfell. Und auf diese Weise züchten wir nicht etwa, wie man leicht glauben könnte, einen Materialismus. Oh nein! Gerade dadurch, daß wir zeigen, wie das Geistig-Seelische sich im Leiblichen auslebt, gerade dadurch bringen wir die Menschen dahin, daß sie sich vorstellen: die ganze materielle Welt lebt eigentlich aus dem Geistig-Seelischen. Wenn man sich vorstellen kann, wie ein Mensch, wenn er lacht, im Geistig-Seelischen sich bewußt ist, aber das etwas mit seinem Zwerchfell zu tun hat, dann kommen wir schon auch auf die Vorstellung, wie Geistig-Seelisches wirkt, wenn es regnet, blitzt oder donnert. Auf eine gesunde Weise kommt man dahin. Dazu werden wir geführt, wenn wir alles an den Menschen heranbringen.

Wenn wir so alles an den Menschen heranbringen, dann ist es ja wichtig, daß wir nicht zu stark darauf hinarbeiten, daß der Mensch sich selber betrachtet. Und das, daß der Mensch sich selber betrachtet, ist etwas, was, wenn es ausschließlich angewandt würde, allerdings schon zum kontemplativen Egoismus führen würde. Wenn wir aber im Betrachtlichen so verfahren, daß wir alles an den Menschen anknüpfen, dann schaffen wir in dem Menschen geistig-seelisch einfach dadurch, daß wir ihn darauf verweisen, er ist zugleich Leib, Seele und Geist, eine Disposition, die die beste Grundlage dafür ist, daß der Mensch aus der Tiefe seines Wesens heraus bei Geschicklichkeit oder bei dem, was aus dem Leiblichen herauskommt, sich wiederum betätigt. Unterrichten wir so, daß wir das Betrachtliche in dieser Weise an den Menschen anknüpfen, dann erziehen wir durch Geschichte, durch Geographie, Physik unsere Kinder zu richtigen Sängern, zu richtigen musikalischen Menschen. Denn dadurch, daß wir so auf den Menschen wirken, daß wir ihn gewissermaßen dasjenige denken lassen, was er selber körperlich will, dadurch erzeugen wir in ihm etwas, was wir eigentlich fortwährend erzeugen sollten.

Dabei aber müssen wir uns gewisse Begriffe aneignen. Nicht wahr, wir können den Menschen nicht so nur sehen, daß er immer gesättigt ist. Wir können nicht einem Menschen Nahrung geben und sagen: Jetzt bist du gesättigt. – Er muß wieder hungrig werden, wieder essen. Das muß lebendig werden, das muß einem Rhythmus unterliegen. Der Mensch muß wieder musikalisch werden, er muß im Rhythmus leben. Und so muß er im Rhythmus leben, daß gewissermaßen in höchste Spannung versetzt wird sein Auf-sich-selbst-Zurückgewiesensein, und das muß sich wiederum entladen. Bringen Sie dem Menschen Begriffe bei über seinen Magen, über seine Lunge, seine Leber, dann wird in ihm die Disposition erzeugt, die wieder so abreagiert wird durch das Singen, wie der Hunger durch das Essen abreagiert wird; und es kommt der Rhythmus heraus. Wir dürfen nicht glauben, daß wir durch etwas anderes als durch den Rhythmus zu einem Leben kommen, und so erzeugen wir durch die richtige Behandlung des Betrachtlichen im Menschen Befähigungen, die dann entsprechend durch die anderen Gegenstände zum Vorschein kommen.

Würde man zum Beispiel dem Kinde nicht bloß erzählen, was der Cäsar getan hat, sondern würde man dem Kinde zu gleicher Zeit einen Phantasiebegriff von dem Cäsar beibringen, gewissermaßen eine historische Situation hinmalen, so daß das Kind genötigt ist, ich möchte sagen, eine Art von Schattenbild, eine Art von Nebelbild von dem Cäsar in der Phantasie zu haben, ihn gehen zu sehen, ihn zu verfolgen im Gehen; würde sich das Kind das so vorstellen, daß es gewissermaßen ihn nicht nur nachmalt, sondern in der Phantasie nachmodelliert, und man schickt es dann, nachdem man so etwas mit dem Kinde gemacht hat, in den Handarbeitsunterricht, dann können Sie sicher sein, dann wird es besser stricken, als es ohne den Cäsar gestrickt hätte.

Das sind eben geheimnisvolle Zusammenhänge geradeso wie zwischen Hunger und Sättigung. Und wenn man diese geheimnisvollen Zusammenhänge nicht berücksichtigt, dann kommen eben alle anderen Dinge heraus. Dann kommt zum Beispiel heraus, daß, wenn man einem Kinde eine ganze Stunde erzählt hat, ohne daß man seine Phantasie angeregt hat, sich die Magensäure sammelt, und das Kind hat dann zuviel Pepsin im Magen. Man kann es nicht verhindern, daß man durch den anschaulichen, betrachtlichen Unterricht Pepsin ansammelt; aber dieses Pepsin hat ja nicht nur die Aufgabe, die Nahrungsmittel zu säuern, die in den Magen hineinkommen, sondern alle diese Dinge haben auch noch eine geistige Aufgabe. Alles Stoffliche ist zugleich Geistiges. Das Pepsin hat die Aufgabe, wenn das Kind zum Gesanglehrer kommt, das innere Prickeln hervorzurufen, das das Kind während des Singens erleben soll. Dieses Prickeln kann man nicht hervorrufen, wenn das Pepsin in den Falten des Magens bleibt. Und es bleibt in den Falten des Magens, wenn man bloß erzählt, ohne auf die Phantasie zu wirken. Wirkt man aber auf die Phantasie, so trägt man dieses Pepsin durch den ganzen Körper, und die Folge davon ist, daß der Gesanglehrer ein Kind bekommt, das ein Prickeln in allen Organen haben kann, während er, wenn man nur erzählt hat, ein Kind bekommt, das das Pepsin in den Falten hat und in den übrigen Organen gar nicht hat; nun hat er ein Kind, das vor allen Dingen in den Sprachorganen kein Prickelnerregendes hat. Die Folge davon ist eine Faulheit gegenüber dem Singen oder überhaupt die, daß es nichts Ordentliches hervorbringt.

Ich sage diese Dinge mehr noch, als um sie inhaltlich anzuführen, als Exempel, damit Sie sehen können, wie ungeheuer wichtig es ist, das Ganze des Unterrichtsorganismus zu überdenken, alles, was innerhalb einer Schule lebt, allmählich als eine Einheit zu erkennen. Das lernt man nicht dadurch, daß man die Nase in all dasjenige hineinsteckt, was einen nichts angeht. – Natürlich muß der einzelne frei hantieren. Aber das lernt man dadurch, daß man sich mit dem Wesen des werdenden Menschen, des Kindes, beschäftigt und gerade dasjenige an die Kinder heranbringt, was einen anregt, und was für das Kind wichtig ist. Und man erforscht ungeheuer viel, wenn man in dieser Weise vorgeht.

Dazu ist allerdings notwendig, daß man das lebendigste Interesse entwickelt für das Wesen des Menschen. Dazu aber gibt die richtig erfaßte Anthroposophie wirklich genügende Anregungen. Das empfehle ich Ihnen insbesondere, und zwar aus einem direkt pädagogisch-didaktischen Gesichtspunkte, das empfehle ich Ihnen insbesondere als Lehrer, daß Sie versuchen, bei Ihren eigenen Begriffsbildungen nicht im Abstrakten steckenzubleiben, sondern zu versuchen, wirklich den Menschen in bezug auf seine Organisation kennenzulernen. Sie müssen eigentlich Pioniere nach einer gewissen Richtung sein. Sie müssen sich sagen: Heute haben wir auf der einen Seite abstrakte Wissenschaften, Geschichte, Geographie, sogar Physik und so weiter. Das alles wird ungeheuer abstrakt betätigt. Man eignet sich Begriffe an. Auf der anderen Seite haben wir die Lehre vom Menschen, Anatomie, Physiologie. Da lernen wir eigentlich den Menschen so kennen, wie wenn seine Organe aus Leder geschnitten wären und dann ineinandergefügt wären, wirklich wie aus Leder geschnitten, denn es ist nicht viel Unterschied zwischen der anatomischen Beschreibung vom Menschen und einem Gebilde, das aus Leder geschnitten ist. Man beschreibt den Menschen nicht in seiner Geistigkeit, sondern einfach der Körperlichkeit nach. Sie könnten aber die Pioniere sein und Sie werden das der Pädagogik und Didaktik zugute bringen, auf der einen Seite zu entnehmen aus den abstrakten Betrachtungen dasjenige, was heute ganz unlebendig abstrakt an die Menschen herangebracht wird, und auf der anderen Seite gegenüber demjenigen, was in dieser derbmateriellen Weise herangebracht wird. Sie könnten beides lehren, aber es nur lehren, um es lebendig zu verbinden, um es ineinander zu weben. Sie könnten Geschichte lehren, um Anatomie zu beleben und Sie könnten Anatomie lehren, um Geschichte zu beleben. Sie könnten zum Beispiel bei der Funktion der Leber lernen, wie Sie die Geschichte des späteren Ägypten zu behandeln haben, denn die Nuance, die besondere Darstellungsnuance, ich möchte sagen, das Aroma, das man auszugießen hat über das Spätere der ägyptischen

Geschichte, das eignet man sich an, wenn man die Funktion der Leber im Organismus betrachtet. Man bekommt denselben Eindruck im Ganzen. So könnten Sie diese Dinge ineinanderfügen. Und Sie werden dabei nicht nur der Menschheit ein gewiß zivilisatorisch Interessantes überliefern, sondern Sie werden ein pädagogisches Bedürfnis befriedigen, wenn Sie das sogenannte Körperliche, das es an sich nicht gibt, und das abstrakt Geistige, das es auch nicht gibt, ineinanderbringen. Dadurch werden Sie sehen, daß Sie die Klasse in einer Weise betreten, daß tatsächlich Ihre Worte Gewicht bekommen und zu gleicher Zeit Flügel bekommen. Also daß Sie beides haben, nicht daß Sie dem Kinde auf der einen Seite Worte anbändigen, die bloß fliegen, und auf der anderen Seite wiederum Geschicklichkeiten beibringen, in denen bloß die Schwere lebt.

ZWEITER VORTRAG

Stuttgart, 13. Juni 1921

Ich wollte gestern in den einleitenden Worten begreiflich machen, wie sehr es darauf ankommt, daß man sich in das ganze Unterrichten hineinstellt mit einer Grundempfindung über den Menschen oder von dem Menschen und gewissermaßen von dem Schulwesen als einem einheitlichen Organismus. Und ich möchte heute einiges Prinzipielle vor Sie hinstellen, auf dem wir dann weiter werden aufbauen können.

Es handelt sich ja so sehr darum, wenn man wirklich das Wesen des Menschen in der richtigen Weise sich vergegenwärtigen will, daß man Abschied nimmt von mancherlei Vorurteilen, die die neuere wissenschaftliche Weltanschauung schon einmal mit sich heraufgebracht hat. Wenn Sie heute irgend jemanden sprechen hören über den Menschen und dasjenige, was er logisch unternimmt, was er als Logik entfaltet, dann werden Sie die Ansicht hören, daß der Mensch durchaus – selbst wenn also die Leute nicht Materialisten sind – mit einem seelischen Organismus denkt, daß er die logischen Funktionen mit dem seelischen Organismus durchführt und zu diesem Durchführen der logischen Funktionen als eine Art Mechanismus sein Gehirn braucht. Man denkt sich, daß alle Denkfunktionen, alle logischen Verrichtungen an das Gehirn gebunden seien. Man versucht dann die logischen Verrichtungen zu unterscheiden in das Vorstellen, in das Urteilen, in das Schließen, Schlüsse machen. Nicht wahr, es ist ja so, daß wir auch im Lehrgang schon mit den Kindern vorstellen, urteilen, schließen, Schlüsse bilden üben müssen.

Nun hat sich diese Anschauung, daß alles Logische gewissermaßen eine Kopffunktion sei, so festgelegt, daß dem Menschen allmählich der unbefangene Blick verlorengegangen ist für die Wirklichkeit dieses Gebietes. Und wenn man von dieser Wirklichkeit spricht, werden die Leute sagen: Beweise mir das. – Aber der Beweis liegt wirklich in einem unbefangenen Beobachten, in einem Daraufkommen, wie sich dieses Logische beim Menschen entfaltet. Von den logischen Funktionen: Vorstellen, Urteilen, Schließen, ist eigentlich nur das Vorstellen eine wirkliche Kopffunktion. Und dessen sollen wir uns sehr bewußt werden, daß eigentlich nur das Vorstellungenbilden, nicht aber das Urteilen und das Schließen, eine Kopffunktion ist.

Sie werden sagen: Allmählich wird der Kopf durch die Geisteswissenschaft ganz außer Gebrauch gesetzt. – Aber das ist tatsächlich etwas, was im tiefsten Sinn der Wirklichkeit entspricht, denn wir haben eigentlich an unserem Kopf nicht so außerordentlich viel als Menschen im Leben zwischen der Geburt und dem Tode. Der Kopf ist äußerlich in seiner Form, in seiner physischen Form allerdings das Vollkommenste, das wir haben. Aber er ist das aus dem Grunde, weil er eigentlich ein Abbild ist unserer geistigen Organisation zwischen dem Tode und einer neuen Geburt. Er ist in gewissem Sinn ein Siegelabdruck desjenigen, was wir waren vor unserer Geburt, vor unserer Empfängnis. Alles dasjenige, was geistig-seelisch ist, hat sich in unserem Kopf abgeprägt, so daß er ein Bild unseres vorgeburtlichen Lebens vorstellt. Und eigentlich voll tätig ist in unserem Kopf nur der Ätherleib außer dem physischen Leib. Die anderen Wesensglieder, der astralische Leib und das Ich, erfüllen den Kopf, aber sie spiegeln darin ihre Tätigkeit; sie sind für sich tätig und der Kopf spiegelt nur ihre Tätigkeit ab. Dieser Kopf ist überhaupt, von außen, als ein Bild der übersinnlichen Welt vorhanden. Ich habe darauf in dem Kurs des vorigen Jahres hingedeutet, indem ich Sie darauf aufmerksam machte, daß wir den Kopf eigentlich als eine besondere Wesenheit auf unserem menschlichen Organismus tragen. Wir können den übrigen menschlichen Organismus ansehen wie eine Art Kutsche und den Kopf als denjenigen, der in dieser Kutsche fährt, könnten ihn auch ansehen, wenn wir den übrigen Organismus als Pferd ansehen, als Reiter auf diesem Pferde. Er ist tatsächlich abgesondert von diesem Zusammenhang mit der übrigen irdischen Außenwelt. Er sitzt auf dem Körper wie ein Parasit darauf und benimmt sich auch wie ein Parasit. Es ist schon notwendig, daß man die materialistische Anschauung, als ob wir vom Kopf so außerordentlich viel hätten – wir brauchen ihn als Spiegelungsapparat –, daß man diese Ansicht aufgibt. Das ist schon notwendig. Wir müssen den Kopf ansehen lernen als ein Bild unserer vorgeburtlichen geistig-seelischen Organisation.

Aber das Vorstellen ist ja tatsächlich an den Kopf gebunden, nicht aber das Urteilen. Das Urteilen ist eigentlich an den mittleren Organismus und namentlich an die Arme und Hände gebunden. Wir urteilen eigentlich in Wirklichkeit mit den Armen und Händen. Vorstellen tun wir mit dem Kopf. Wenn wir also den Inhalt eines Urteils vorstellen, so geht das Urteilen selbst in dem Mechanismus der Arme und Hände vor sich, und nur das vorstellungsgemäße Spiegelbild geht im Kopfe vor sich. Sie werden da ja auch innerlich begreifen können und es dann als eine wichtige didaktische Wahrheit durchschauen. Sie können sich sagen: der mittlere Organismus ist eigentlich dazu da, die Gefühlswelt zu vermitteln. Der rhythmische Organismus des Menschen ist im wesentlichen der Sitz der Gefühlswelt; er ist eigentlich dazu da, die Gefühlswelt zu vermitteln. Das Urteilen hat doch eine tiefe Verwandtschaft mit dem Fühlen. Selbst das abstrakteste Urteil hat eine Verwandtschaft mit dem Fühlen. Wenn wir ein Urteil fällen: Karlchen ist brav –, das ist ein Urteil, dann haben wir das Gefühl der Bejahung; und es spielt eine große Rolle im Urteil das Gefühl der Bejahung und Verneinung, überhaupt das Gefühl, das im Prädikativen, im Verhältnis zum Subjektiven ausgedrückt wird. Und nur weil das Gefühl so stark schon dem Halbbewußten angehört, achten wir nicht darauf, wie sehr das Gefühl am Urteilen beteiligt ist. Nun ist beim Menschen, weil er vorzugsweise ein urteilendes Wesen sein soll, sein Armorganismus in Einklang gebracht mit dem rhythmischen Organismus, aber in gleicher Zeit von dem fortdauernden rhythmischen Organismus befreit. So haben wir da auch in der physischen Verbindung zwischen rhythmischem Organismus und dem befreiten Armorganismus, physisch-sinnlich die Art ausgedrückt, wie das Gefühl mit dem Urteil zusammenhängt.

Das Schließen, das Schlüsse bilden, hängt nun zusammen mit Beinen und Füßen. Natürlich werden Sie heute ausgelacht, wenn Sie einem Psychologen sagen, man schließt nicht mit dem Kopf, sondern man schließt mit den Beinen, mit den Füßen, aber das letztere ist doch die Wahrheit, und würden wir als Mensch nicht auf Beine und Füße hin organisiert sein, würden wir eben nicht Schlüsse bilden können. Die Sache ist so: Vorstellen tun wir mit dem Ätherleib, und der hat seinen Rückhalt an der Hauptesorganisation, aber urteilen tun wir – also in ursprünglicher elementarischer Weise – mit dem astralischen Leib, und der hat seinen Rückhalt an Armen und Händen für das Urteilen. Schließen mit den Beinen und Füßen, denn schließen tun wir mit dem Ich, das hat dabei den Rückhalt an den Beinen und Füßen.

Sie sehen daraus, es ist der ganze Mensch beteiligt an der Logik. Und das ist sehr wichtig, daß man sich da hineinfindet, daß man den ganzen Menschen an der Logik beteiligt denkt. Die neuere Erkenntnis weiß sehr wenig vom Menschen, weil sie eben nicht weiß, daß der ganze Mensch an der Logik beteiligt ist; sie glaubt, daß er immer nur mit dem Kopf hantiert. Nun steckt der Mensch, insofern er Beine- und Füßemensch ist, in einer ganz anderen Weise in der irdischen Welt darinnen als der Kopfmensch. Das können Sie sich etwa anschaulich machen durch folgendes Bildchen (siehe Zeichnung). Stellen Sie sich schematisch den Menschen vor, so können wir folgendes als Begriff bilden: Nehmen wir an, dieser Mensch hebt hier mit dieser Hand irgendein Gewicht (A), sagen wir ein Kilogewicht. Das hebt er mit seiner Hand auf. Wir wollen jetzt absehen davon, daß dieser Mensch das Kilogewicht aufhebt mit der Hand, sondern wir wollen hier (s) ein Seil anbringen, hier (R) eine Rolle und das Seil über die Rolle darübergehen lassen und hier (B) wiederum ein Kilogewicht aufhängen oder vielleicht ein etwas schwereres Gewicht. Wenn wir ein etwas schwereres Gewicht als das Kilogewicht haben, so zieht dieses durch diese Vorrichtung das andere hinauf. Da haben wir eine mechanische Vorrichtung in die Welt hineingestellt, die ganz dasselbe tut, wie wenn ich den Arm gebrauche und das Gewicht heraufhebe. Nicht wahr, wenn ich mit dem Arm das Gewicht heraufhebe um irgendein Stück, so ist das genau dasselbe Verrichten wie das, das dadurch geschieht, daß ich das schwerere Gewicht anhänge und das andere hinaufziehen lasse. Ich entfalte meinen Willen, und damit tue ich etwas, was sich da vollziehen kann nach demselben Bilde, was sich vollziehen kann mit rein mechanischen Vorrichtungen. Das, was hier gesehen werden kann an diesem Kilogewicht, dieses Hinaufziehen, das ist ein ganz objektives Ereignis. Wenn mein Wille eingreift, so verändert sich das äußere Bild nicht.

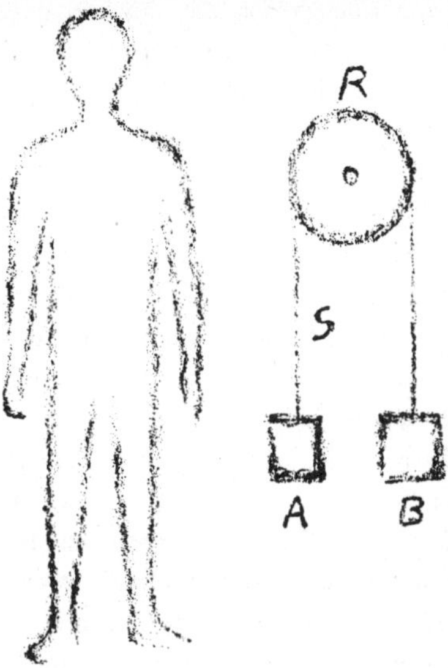

Ich stehe dann mit meinem Willen ganz in der objektiven Welt drinnen. Ich schalte mich in die objektive Welt ein. Ich unterscheide mich nicht mehr von der objektiven Welt, indem ich meinen Willen entfalte.

Dasjenige, was ich da ausführe, zeigt sich besonders deutlich, wenn ich nun gehe oder überhaupt mit den Beinen etwas mache. Wenn ich gehe und mit den Beinen etwas mache, so ist dasjenige, was der Wille vollzieht, ein ganz objektiver Vorgang; das ist etwas, was in der Welt geschieht. In der Willensentfaltung ist es zunächst für den Anblick des äußeren Ereignisses im Grunde genommen gleichgültig, ob nur ein mechanischer Vorgang sich abspielt, oder ob mein Wille eingreift. Mein Wille dirigiert nur den Verlauf mechanischer Vorgänge. Das ist am stärksten vorhanden, wenn ich eben Funktionen entfalte, die sich mit Beinen und Füßen abspielen. Da bin ich im Grunde genommen aus mir heraußen, da fließe ich ganz zusammen mit der objektiven Welt, da bin ich ganz ein Teil der objektiven Welt.

Vom Kopf kann ich das nicht sagen. Die Funktionen des Kopfes reißen mich aus der Welt heraus; ich kann dasjenige, was ich Sehen, Hören nenne, was zuletzt zum Vorstellen führt, nicht in dieser objektiven Weise in die Welt hineinstellen. Mein Kopf gehört gar nicht in die Welt hinein. Er ist ein Fremdprodukt in dieser irdischen Welt, er ist das Nachbild dessen, was ich war, bevor ich auf die Erde hinuntergestiegen bin. Die äußersten Extreme sind der Kopf und die Beine, und in der Mitte drinnen steht – weil da der Wille schon wirkt, aber namentlich wirkt mit dem Gefühl –, dazwischen steht die Arme- und Händeorganisation. Bitte, denken Sie an das, wie da der Mensch durch seinen Kopf eigentlich abgesondert ist, wie er den Kopf hereinträgt aus einer geistigen Welt, wie der Kopf schon physisch eigentlich der Zeuge ist davon, daß der Mensch einer geistigen Welt angehört, und wie der Mensch sich hereinzwängt in die physische Welt dadurch, daß er sich mit seinen Gefühls- und Willensorganen eben den ganzen äußeren Einrichtungen, den äußeren Gesetzen anpaßt. Man kann keine scharfen Grenzen einzeichnen zwischen dem äußeren Geschehen und meinem Willensgeschehen. Man muß aber immer eine scharfe Grenze angeben zwischen den äußeren Vorgängen und dem, was durch den Kopf an Vorstellen vermittelt wird.

Da können Sie, ich möchte sagen, die Leitlinie ziehen, um den Menschen noch besser zu begreifen. Der Mensch wird ins embryonale Leben hereinversetzt, indem er ja zuerst die Kopforganisation ausbildet. Es ist ein Unsinn, zu denken, daß die Kopforganisation nur eine Vererbungsgeschichte ist. Die Kopforganisation ist – sie ist ja auch sphärisch – durchaus eine Nachbildung des Kosmos, und die Kräfte des Kosmos wirken da herein. Dasjenige, was der Mensch durch die Vererbungsströmung erhält, das geht durch seine Arm- und Beinorganisation. Durch diese nur ist er eigentlich ein Kind seiner Eltern. Durch diese hängt er mit den irdischen Kräften zusammen; denn der Kopf ist gar nicht den irdischen Kräften zugänglich, auch nicht der Befruchtung. Der Kopf wird hereinorganisiert aus dem Kosmos. Und wenn der Kopf auch Ähnlichkeiten zeigt mit den Eltern, so rührt das davon her, daß er sich an dem übrigen Organismus entwickelt, von dessen Blut gespeist wird, in das der übrige Organismus hineinwirkt.

Aber dasjenige, was der Kopf für sich ist in seiner Formung, das ist ein Ergebnis des Kosmos. Und ein Ergebnis des Kosmos ist vor allen Dingen dasjenige – insofern als es an den Kopf gebunden ist –, was mit dem Nerven-Sinnesorganismus zu tun hat. Denn den Nerven-Sinnesorganismus tragen wir auch aus dem Kosmos herein und lassen ihn dann in den übrigen Organismus einwachsen.

Es ist schon durchaus wichtig, daß man solche Dinge ins Auge faßt, denn man lernt dadurch in sich selber den Unfug abschaffen, als ob man besonders geistig, spirituell würde, wenn man nur ja nicht vom Körperlich-Leiblichen spricht und nur immer von etwas abstrakt Geistig-Seelischem. Man wird im Gegenteil recht geistig, recht spirituell, wenn man die Zuordnung des Leiblich-Körperlichen zu dem Seelisch-Geistigen in der richtigen Weise zu durchschauen vermag, wenn man zu durchschauen vermag: in bezug auf den Kopf bist du hereinorganisiert aus dem Kosmos; in bezug auf den Beinorganismus bist du ein Kind deiner Eltern und Voreltern. Und diese Erkenntnisse, die gehen dann sehr stark über in das Gefühl, denn sie sind Erkenntnisse von Wirklichkeiten, während die Erkenntnisse, die durch die heutigen Abstraktionen übermittelt werden – gleichgültig, ob man damit diese Abstraktionen meint oder die Beschreibung des Materiellen –, im Grunde genommen gar nichts mit dem Wirklichen zu tun haben. Daher können sie uns auch nicht empfindungsgemäß anregen. Dasjenige, was so ins Wirkliche hineingeht, das regt uns auch empfindungsgemäß an, und daher machen Sie sich mit einem Gedanken recht gut bekannt und versuchen Sie, ihn pädagogisch tief auszubilden. Das ist nämlich der: es ist eigentlich einerlei, ob man den Menschen in bezug auf sein Physisch-Körperliches betrachtet, wenn man ihn richtig betrachtet, oder in bezug auf sein Geistig-Seelisches. Wenn man das Geistig-Seelische in richtiger Weise betrachten lernt, so lernt man es als ein Schöpferisches kennen, das aus sich herausfließen läßt das Physisch-Körperliche. Man sieht es am Schaffen, das Geistig-Seelische. Und wenn man das künstlerisch in der richtigen Weise betrachtet, dann ist es so, daß man allmählich die Materialität ganz verliert, und es wird ganz von selber ein Geistiges. Das Physisch-Körperliche verwandelt sich im richtigen Vorstellen in ein Geistiges.

Steht man auf dem Boden der Geisteswissenschaft, der Anthroposophie, so ist es einerlei, ob man Materialist oder Spiritualist ist. Es kommt gar nicht darauf an. Die Schädlichkeit des Materialismus besteht nicht darinnen, daß man die materiellen Erscheinungen und Wesenheiten kennenlernt; denn lernt man sie gründlich kennen, dann verliert man die albernen materialistischen Begriffe, und das Ganze wandelt sich in Geistiges um. Die Schädlichkeit besteht darinnen, daß man leicht schwachsinnig wird, wenn man sich auf das Materielle richtet und nicht zu Ende denkt und nicht auf dasjenige geht, was man durch die Sinne sieht. Dann hat man keine Wirklichkeit. Man denkt das Materielle nicht zu Ende; denn denkt man es zu Ende, dann wird es in der Vorstellung ein Geistiges. Und wenn man das Geistig-Seelische betrachtet, so bleibt es auch nicht, wenn man in seine Wirklichkeit eintritt, jenes Abstrakte, das uns so leicht in der heutigen Erkenntnis entgegentritt, sondern es gestaltet sich, wird bildhaft. Es wird aus dem abstrakten Begreifen ein Künstlerisches, und man steht zuletzt mit einem Anschauen des Materiell-Wesentlichen da. Also man kann Materialist oder Spiritualist sein – man kommt auf beiden Wegen zu demselben, wenn man nur bis ans Ende geht. Das Schädliche des Spiritualismus besteht auch nicht darinnen, daß man das Spirituelle anfaßt, sondern darinnen, daß man leicht blödsinnig wird, zum nebulosen Mystiker wird, Verwirrungen stiftet, alles nur nebulos anschaut, und es nicht zum konkreten Gestalten bringt.

Es ist nun doch sehr wichtig, daß Sie zu alldem, was wir schon betrachtet haben über die Erkundung des Wesens des Kindes, auch das noch hinzufügen, daß Sie gewissermaßen anschauen am Kinde, ob die kosmische Organisation überwiegend ist, was durch eine plastische Durchgestaltung des Hauptes zum Vorschein kommt, oder ob die irdische Organisation besonders hervorragend ist, was durch ein plastisches Durchbilden des übrigen Menschen, namentlich des Gliedmaßenmenschen, zur Anschauung kommt. Und nun handelt es sich darum, daß wir dann beide Arten von Kindern, die kosmischen Kinder und die irdischen Kinder in der richtigen Weise behandeln.

Die irdischen Kinder: wir müssen uns klar darüber sein, daß bei ihnen viel von Vererbungskräften vorliegt, und die Vererbungskräfte den Gliedmaßen-Stoffwechselorganismus außerordentlich stark durchziehen. Wir werden bemerken, daß, wenn solche Kinder auch nicht in ihrem allgemeinen Temperament melancholisch sind, wir doch leicht, namentlich wenn wir uns mit solchen Kindern von einem gewissen Gesichtspunkt aus beschäftigen, wenn wir sie fragen, wenn wir sonst an sie herantreten, unter der Oberfläche des allgemeinen Temperaments eine Art melancholischen Nebenton finden. Dieser melancholische Nebenton rührt eben von dem Irdischen der Kinder her, von dem Irdischen der Wesenheit.

Ein Kind, bei dem wir dieses bemerken, werden wir gut behandeln, wenn wir versuchen, es sich hineinfinden zu lassen in solches Musikalische, welches vom melancholischen Mollartigen ausgeht und ins Durartige hineingeht, indem man das Melancholisch-Mollartige ins Durmäßige hineinführt oder im einzelnen musikalischen Stück selbst diesen Übergang an das Kind heranbringt. Es ist ein irdisches Kind gerade durch die Verrichtung zu vergeistigen, die den Körper in Anspruch nimmt beim Musikalisch-Eurythmischen. Wenn insbesondere ein allgemein sanguinisches Temperament vorhanden ist mit kleinen melancholischen Zügen, ist auch die Malerei etwas, was dem Kinde sehr leicht helfen kann. In jedem Fall müßten wir auch dann, wenn scheinbar ein solches Kind wenig Begabung zum Musikalisch-Eurythmischen zeigt, größte Sorgfalt verwenden, daß wir die gewiß schon vorhandene Anlage bei einem solchen Kind herausbringen.

Wenn wir ein Kind mit besonders deutlich ausgeprägter Kopforganisation haben, dann ist es wieder wichtig, daß wir die betrachtenden Gegenstände, Geschichte, Geographie, Literaturgeschichte an das Kind heranbringen, wir müssen dann aber insbesondere darauf Rücksicht nehmen, daß wir nicht bei dem bloß Kontemplativen bleiben, sondern – wie ich schon gestern in einem anderen Zusammenhang zeigte – übergehen zu einer solchen Darstellung, die Gemütszustände hervorruft, Spannungen, das Neugierigsein, das dann entspannt wird, befriedigt wird und so weiter.

Wir müssen gerade bei diesen Dingen uns wiederum angewöhnen, das Geistige mit dem Körperlichen im Einklang zu sehen. Es ist ja wirklich so, daß diese schöne griechische Vorstellung ganz verlorengegangen ist, die eigentlich das Körperlich-Leibliche mit dem Geistig-Seelischen voll in Einklang gesehen hat. Der Grieche hat eigentlich in dem Wirken des Kunstwerkes auf den Menschen immer etwas gesehen, was er auch leiblich betrachtet hat. Er sprach von der Krankheitskrisis, von der Katharsis, und er sprach so auch von der Wirkung des Kunstwerks, er sprach so auch in der Erziehung. Er verfolgte auch tatsächlich solche Vorgänge, wie wir sie gestern angedeutet haben, und wir müssen uns wiederum zurückfinden zu solchen Vorgängen, zu einem solchen Zusammendenken des Geistig-Seelischen mit dem Leiblich-Physischen.

Es ist wichtig, daß wir deshalb alle unsere temperamentvolle Grundlage zusammennehmen, um mit einem starken persönlichen Anteil den Kindern Geschichte beizubringen. Zur Objektivität hat das Kind noch Zeit genug im späteren Leben, die entwickelt sich schon im späteren Leben. Aber diese Objektivität schon in der Zeit anwenden, wo wir dem Kinde von Brutus und Cäsar zu sprechen haben, da objektiv sein wollen und nicht den Gegensatz, den Unterschied zwischen Brutus und Cäsar gefühlsmäßig gegenständlich machen, das ist ein schlechter Geschichtsunterricht. Man muß durchaus drinnenstehen, man muß nicht wild werden und toben, aber man muß einen leisen Anklang von Sympathie und Antipathie gegenüber dem Brutus und Cäsar offen darlegen, indem man die Sache darstellt. Und das Kind muß angeregt werden mitzufühlen, was man ihm selber vorführt. Man muß mit wirklicher Empfindung vor allen Dingen die Geschichte, Geographie, Geologie und so weiter vortragen. Das letztere ist insbesonders interessant, wenn man Geologie vorträgt und tiefstes Mitgefühl für das unter der Erde befindliche Gestein hat. In dieser Beziehung könnte man jedem Pädagogen raten, *Goethes* Abhandlung über den Granit ja recht mitfühlend einmal durchzunehmen, um zu sehen, wie eine nicht bloß mit dem Vorstellungsleben, sondern mit dem ganzen Menschen in die Natur sich hineinversetzende Persönlichkeit mit dem Urvater, dem uralt-heiligen Granit, in ein menschliches Verhältnis kommt. Dann muß das natürlich auf anderes ausgedehnt werden.

Entwickeln wir es in uns selber, dann kommen wir schon dazu, das Kind mit teilnehmen zu lassen an diesen Dingen. Allerdings ist natürlich die Sache vielfach schwieriger, wir müssen uns abstrapazieren bei diesen Dingen; aber auf der anderen Seite wird nur dadurch wirkliches Leben in das Unterrichten und in das Erziehen hineingebracht. Und im Grunde genommen ist alles, was wir auf dem Umweg durch das Gefühl dem Kinde mitteilen, doch dasjenige, was seinem Innenleben Wachstum verleiht, währenddem dasjenige, was wir in bloßen Vorstellungen beibringen, tot ist, tot bleibt. Wir können ja durch Vorstellungen nichts als Spiegelbilder beibringen; wir arbeiten, indem wir ihm Vorstellungen beibringen, mit dem wertlosen Kopf des Menschen, der nur einen Wert hat in bezug auf die Vorzeit, in der er in der geistigen Welt war. Dasjenige, was im Blute liegt, was hier auf der Erde seine Bedeutung hat, das treffen wir, indem wir mit vollem Gefühl die Vorstellungen dem Kinde beibringen.

Es ist schon notwendig, daß wir in uns ein Gefühl ausbilden für so etwas wie diese feindliche, vernichtende Kraft des Raumes unter dem Rezipienten einer Luftpumpe, und je anschaulicher man dem Kinde erzählen kann, nachdem man die Luft ausgepumpt hat, von dem schrecklichen luftleeren Raum unter dem Rezipienten einer Luftpumpe, desto mehr erreichen wir dadurch. In der früheren Sprache waren alle diese Dinge enthalten: Horror vacui, es wurde empfunden das Horrorartige, das ausströmt von einem luftleeren Raum. Das lag in der Sprache drinnen, aber man muß es wiederum fühlen lernen. Man muß fühlen lernen, welche Verwandtschaft besteht zwischen einem luftleeren Raum und einem ganz hageren und ausgedörrten Menschen. Schon *Shakespeare* läßt ahnen, daß man die – unter Umständen aus gewissen leiblichen Umständen heraus – Dicken, Beleibten liebt, nicht die Dünnen, Dürren mit den kahlen Glatzen, unter denen so viel Vorstellungsmäßiges ist. Also wir müssen diese Verwandtschaft empfinden zwischen den dürren Menschen oder auch der Spinne und dem luftleeren Raum, dann werden wir wie durch Imponderabilien eben dieses Weltgefühl, das unbedingt im Menschen sein muß, in das Kind hinüberleiten.

Man muß immer wiederum, wenn von Pädagogik gesprochen wird, von diesem Verbinden des Vollmenschen mit der Objektivität sprechen, denn nur dadurch kann auch in jenen Teil des Unterrichts eine gewisse Gesundheit hineingebracht werden, der in der materialistischen Zeit eigentlich ganz beträchtlich gelitten hat. Sehen Sie, man ist ja nicht einmal in der Lage, so unverschämt zu werden wie *Abderhalden*, der nach einer Einleitung zu einer Eurythmieaufführung in Dornach sagte – ich sprach damals auch vom Turnen, von seiner hygienischen Bedeutung und so weiter –, er, als Physiologe, sehe im Turnen nicht etwas, was physiologisch gestützt ist, er sehe im Turnen überhaupt kein Erziehungsmittel, sondern das Schädlichste, was man sich vorstellen könne. Er wollte es nicht als Erziehungsmittel gelten lassen, es sei kein Erziehungsmittel, sondern eine Barbarei. Mit der heutigen Welt kann man nicht so unverschämt sein, sonst würden einen die Leute sehr stark angreifen in der Weise, wie es heute geschieht. Wenn man diese Sache bedenkt, nicht wahr, wie ein Götze, wie ein Fetisch wirkt alles Turnmäßige, das heißt dasjenige, was bloß ins Leiblich-Physische im schlechtesten Sinne der heutigen materialistischen Wissenschaft getragen wird, sei es das stark Physische, das Überphysische oder Unterphysische des schwedischen Turnens oder das Physische des deutschen Turnens. Diese Dinge gehen darauf aus, den Menschen als ein Wesen anzusehen, das nur leiblich-physisch ist, aber nach der schlechten Vorstellung, die das materialistische Zeitalter heute herausgebildet hat, nicht nach der Vorstellung, die ich vorhin gemeint habe. Man geht davon aus: eine solche Haltung soll der Mensch haben; man beschreibt diese Haltung. Man sagt also: der Rücken darf nicht so stark ausgehöhlt werden, nur bis zu einem gewissen Grad; die Brust muß in einer bestimmten Weise geformt sein, Arme und Hände müssen in einer gewissen Weise bewegt werden, die gesamte Haltung des Körpers –, kurz, man denkt nicht an den Menschen als solchen, sondern an das Bild, das man sich gemacht hat. Das kann man aufzeichnen, man kann es aus Papiermaché formen. Da ist alles drinnen in der Plastik aus Papiermaché, was im schwedischen Turnen von der richtigen Haltung gesagt werden kann. Dann kann man den Menschen dazu benützen so wie einen Sack und kann ihn das nachmachen lassen. Man hat, wenn man diese Prozedur ausführt, mit dem wirklichen Menschlichen gar nichts zu tun, man hat es mit einer Figur aus Papiermaché zu tun, in der alles, was das schwedische oder das deutsche Turnen vorschreibt, enthalten ist. Dann läßt man den Menschen, ohne sich darum zu bekümmern, was er weiter ist, sich so halten, solche Übungen zu machen und so weiter. Nur hat eigentlich niemand Rücksicht genommen, daß man einen Menschen vor sich hat.

Die Sache ist eben dadurch so verwerflich – sie ist verrucht im Grunde genommen –, trotzdem es ein tiefer Einschlag in unsere sogenannte Zivilisation ist, weil dadurch der Mensch auch praktisch ausgeschaltet wird, nicht nur theoretisch durch die Wissenschaft, sondern praktisch wird der Mensch ausgeschaltet durch dieses Turnen. Er wird zum Imitator einer Papiermachéfigur gemacht. Und darum sollte es sich beim Erziehen nie handeln, sondern darum, daß der Mensch, indem er turnt, diejenige Haltung annimmt, diejenigen Bewegungen macht, die er auch erlebt, innerlich erlebt. Und er erlebt sie. Nehmen wir die Atmungsfunktionen. Wir müssen wissen, daß Kinder dazu zu bringen sind, im Einatmen etwas zu haben wie, ich möchte sagen, ein leises Anklingen an eine gut schmeckende Speise, die durch den Gaumen hinuntergeht. Aber es soll nicht bis zum wirklichen Geschmacksvorstellen, Geschmackswahrnehmen kommen, sondern es soll so ein Anklingen im Einatmen sein, man soll etwas von der Frische der Welt beim Atmen erleben können. Man soll die Kinder einatmen lassen und sie etwas empfinden lassen von der Frische der Welt. Man soll versuchen, sie sagen zu lassen: Wie ist denn eigentlich das gefärbt, was du da einatmest? – und man wird darauf kommen, daß das Kind in dem Moment, wo es tatsächlich den Atem richtig empfindet, so etwas findet wie: Es ist grünlich, so natürlich grün. – Da hat man etwas erreicht, wenn man das Kind dazu gebracht hat, das Einatmen grünlich zu finden. Dann wird man immer bemerken: das Kind verlangt jetzt eine gewisse Körperhaltung für das Einatmen, es bildet durch inneres Erleben die richtige Körperhaltung für das Einatmen heraus. Dann kann man die Übung machen lassen. Ebenso muß man das Kind dazu bringen, beim Ausatmen eine entsprechende Empfindung zu erleben. In dem Augenblick, wo es beim Ausatmen einem sagt: Da drin bin ich eigentlich doch ein tüchtiger Kerl –, wenn es das Ausatmen so empfindet, als ob es sich wie ein tüchtiger Kerl vorkäme, als ob es seine Kräfte empfände, seine Kräfte im Ausatmen der Welt mitteilen wollte:

wenn es diese Empfindung hat, dann erlebt es auch in der richtigen Weise als etwas durchaus ihm Angemessenes die entsprechende Bewegung des Unterleibs, der sonstigen Gliedmaßen, die Haltung des Kopfes, der Arme. Wenn es nur einmal das volle Gefühl des Ausatmens hat, dann erlebt das Kind die richtige Bewegung.

Da haben wir den Menschen drinnen, da haben wir den Menschen wirklich vor uns, da lassen wir ihn nicht wie einen Mehlsack dasjenige nachmachen, was eine Papiermachéfigur macht. Da bewegen wir mit dem Seelischen zusammen, das sein Körperlich-Physisches nach sich zieht. Wir holen die Körperbewegung aus dem Kinde heraus nach dem geistig-seelischen Erlebnis. Ebenso wie dieses, sollten wir auch in anderem, was das Kind fühlen kann, ich will sagen, an irgendwelchen Bewegungen der Arme, der Beine, im Laufen und so weiter, in der bloßen Haltung – überall sollten wir dieses seelische Erleben entwikkeln, das sein Körperlich-Physisches von selber fordert. Und dann, dann ist eigentlich das Turnen in unmittelbaren Anschluß an die Eurythmie gebracht, und das soll es auch sein. Die Eurythmie bringt unmittelbar ein Geistig-Seelisches zum Vorschein, durchseelt und durchgeistigt das ganze Bewegliche des Menschen. Sie nimmt dasjenige zum Ausgangspunkt, was sich der Mensch geistig-seelisch im Laufe der Menschheitsentwickelung erarbeitet. Aber auch das Physisch-Körperliche kann geistig erlebt werden. Man kann das Atmen, den Stoffwechsel erleben, wenn man es weit genug bringt nach dieser Richtung. Da kann der Mensch sich selber weit genug bringen, da kann der Mensch sich selbst empfinden, sein Körperlich-Leibliches mitempfinden. Und dann kann, ich möchte sagen, dasjenige, was auf dem höheren Gebiet als Eurythmie an das Kind herantritt, auslaufen in das Turnen. Man kann durchaus die Brücke schlagen zwischen Eurythmie und Turnen. Aber dieses Turnen soll nicht anders gemacht werden, als indem man dasjenige, was das Kind ausführt im Turnen, aus dem Erleben des Körperlich-Physischen herausholt, aus dem Erleben, aus dem geistig-seelischen Erleben herausholt und das Kind das Körperlich-Physische dem anpassen läßt, was es erlebt.

Es ist natürlich notwendig, daß wir, indem wir so unterrichten, viel lernen; denn man muß sich mit solchen Vorstellungen viel beschäftigen, wenn man sie für sich selbst und namentlich im Unterricht anwenden will. Sie prägen sich schlecht ins Gedächtnis ein. Es ist fast so mit diesen Dingen, wie es manchen Mathematikern geht mit den mathematischen Formeln; sie können sich keine Formeln merken, aber sie können sie im Augenblick wieder bilden. Und so geht es uns mit diesen Vorstellungen, die wir uns über den lebendigen leiblich-geistig-seelischen Menschen bilden: wir müssen sie uns immer ganz lebendig präsent machen. Aber das kommt uns gerade wieder zugute. Dadurch, daß wir aus dem Vollmenschen heraus wirken, dadurch wirken wir anregend auf die Kinder. Sie werden immer bemerken, wenn Sie selbst viel zu tun hatten, um eine Unterrichtsstunde vorzubereiten, viel gerungen haben mit dem Unterrichtsstoff, und dann in die Klasse gehen, dann lernen die Kinder viel anders, als wenn Sie der hocherhabene Herr Lehrer sind, der sich ganz behaglich vorbereitet. Ich habe auch solche kennengelernt, die auf dem Wege zur Schule ganz behaglich gingen und sich schnell die Dinge durchlasen, die sie vorbringen sollten. Das hat schon einen tiefen Bezug auf das Unterrichten, wenn man selber unmittelbar ringt, nicht nur bei den Dingen ringt, die zu den mitzuteilenden gehören, sondern auch bei anderen Dingen, die zu den Geschicklichkeiten gehören. Auch mit diesen soll man ringen.

Es gibt im Leben geistige Bezüge. Hat man geistig vorher selbst ein Lied, das man das Kind singen läßt, zuerst gehört, dann wirkt es mehr, indem das Kind es ausbildet, als wenn man es vorher nicht im Geiste gehört hat. Diese Dinge haben einen Bezug. Es gibt in der physischen Welt ein Wirken der geistigen Welt. Man muß dieses Wirken der geistigen Welt anwenden besonders in der Pädagogik und in der Didaktik und zum Beispiel beim religiösen Unterricht. Wenn man, indem man ihn vorbereitet, eine natürliche fromme Stimmung empfindet, dann wirkt dieser religiöse Unterricht auch auf das Kind. Wenn man diese fromme Stimmung nicht entwickelt, dann wird nicht viel werden aus dem Religionsunterricht in bezug auf das Kind.

DRITTER VORTRAG

Stuttgart, 14. Juni 1921

Heute möchte ich sprechen über einige Anpassungen des im Unterricht Behandelten an das Leben des kindlichen Menschen. Es ist ja zweifellos, daß ein Unterricht und eine Erziehung, die nicht auf einer wirklichen Erkenntnis des Menschen fußen, gerade diese Anpassung desjenigen, was man behandelt, an die menschliche Lebenswirklichkeit, durchaus nicht zustande bringen können. Heute anerkennt man praktisch im Grunde genommen den geistigen Teil der menschlichen Wesenheit nicht; man ist sich eigentlich nur bewußt, daß der Mensch einen physischen Leib hat. Vielleicht noch gibt man zu, daß irgend etwas Seelisches, das einem aber in größter Unbestimmtheit vorschwebt, diesen physischen Leib dirigiert, aber an eine wirkliche innere Konkretheit des Seelischen und Geistigen denkt man nicht. Das ist ja das gerade, was Anthroposophie in die Menschenerkenntnis hineinbringen soll. Dadurch aber wird es erst möglich sein, in ganz bewußter Weise den Unterricht und die Erziehung an die menschlichen Lebensvorgänge anzupassen.

Nehmen Sie nur einmal, was sich Ihnen durch ein leichtes Nachdenken ergeben kann, nehmen Sie an, das Kind hört von Ihnen irgendeine Erzählung, oder es sieht irgend etwas, das Sie ihm auf der Tafel zeigen oder dadurch, daß Sie ihm meinetwillen ein physikalisches Experiment vormachen, oder aber Sie kommen in die Lage, dem Kinde irgend etwas Musikalisches vorzuspielen oder dergleichen. Sie stehen ja zunächst mit alledem in einem Verhältnis zu der äußeren physischen Wirklichkeit des betreffenden Kindes. Aber dasjenige, was Sie da in das Kind hineinversetzen auf dem Umweg durch die physische Wirklichkeit durch das Auge, durch das Ohr, durch den Verstand, der das begreift, was Sie ihm beibringen, dasjenige, was da in das Kind hineinversetzt wird, das macht sehr bald eine ganz andere Daseinsform durch. Das Kind geht aus der Schule, schläft; sein Ich und sein astralischer Leib sind im Schlafe außerhalb des physischen Leibes und des Ätherleibes. Dasjenige, was Sie da mit dem Kinde vollbracht haben auf dem Umweg durch den physischen Leib, auch den Ätherleib meinetwillen, das setzt sich fort im astralischen Leib und im Ich. Diese beiden letzteren sind aber während des Schlafes in einer ganz anderen Umgebung. Sie machen etwas durch, was sie nur während des Schlafes durchmachen, und dasjenige, was Sie dem Kinde beigebracht haben, macht die Sache mit; macht sie mit eben in denjenigen Wirkungen, die in dem astralischen Leib und dem Ich geblieben sind. Sie müssen daran denken, daß Sie dasjenige, was Sie dem Kinde auf dem Umweg durch das Physische beibringen, hineinleiten in den astralischen Leib, in das Ich; und daß Sie dadurch eine Wirkung ausüben auf die Art und Weise, wie das Kind vom Einschlafen bis zum Aufwachen lebt, und daß Ihnen am nächsten Tag das Kind dasjenige mitbringt, was es da zwischen dem Einschlafen und dem Aufwachen durchgemacht hat.

Sie können sich das an einem einfachen Beispiel klarmachen. Nehmen Sie den Fall, das Kind eurythmisiert oder singt. Da ist der physische Leib des Kindes selber in Betätigung, und dieser physische Leib und der Ätherleib, die in Betätigung sind, drängen dem astralischen Leib und dem Ich dasjenige auf, was in ihrer Tätigkeit liegt. Astralischer Leib und Ich müssen dasjenige mitmachen, was Tätigkeit ist des physischen Leibes und des Ätherleibes. Das Weitere ist, daß sich astralischer Leib und Ich eigentlich wehren gegen dieses Mitmachen, sie haben eigentlich andere Kräfte in sich. Die müssen in einer gewissen Weise überwunden werden. Sie wehren sich, sie müssen sich dem anbequemen, was ihnen da von außen beigebracht wird durch ihre eigene Leiblichkeit – beim Eurythmisieren mehr durch den physischen Leib, beim Anhören von Instrumental-Musikalischem durch den Ätherleib. Nun kommen Ich und astralischer Leib in die Welt, die der Mensch zwischen dem Einschlafen und dem Aufwachen durchlebt; da vibriert alles dasjenige nach, was dem astralischen Leib und dem Ich aufgedrängt worden ist. Da machen in der Weise, die eben vom astralischen Leib und Ich durchlebt wird, also in einer viel ausgebreiteteren und vergeistigten Weise der astralische Leib und das Ich nach, was sie da eurythmisiert und nachher musikalisch erlebt haben; sie machen das alles nach. Was sie da erlebt haben zwischen Einschlafen und Aufwachen, das bringen die Kinder am Morgen wiederum mit, wenn sie in die Schule kommen; das haben sie in ihren physischen und ihren Ätherleib hineingetragen, und wir haben damit zu rechnen.

Wenn wir den Menschen in seiner Totalität betrachten, dann erscheint er uns eben als ein außerordentlich kompliziertes Gebilde, das wir bewältigen müssen im Unterrichten und Erziehen. Nun, wenn wir mehr ins einzelne gehen, so können wir etwa sagen: Nehmen wir das eurythmisierende Kind, der physische Leib ist in Bewegung, die Bewegungen des physischen Leibes übertragen sich auf den Ätherleib. Der astralische Leib und das Ich wehren sich zunächst, und ihnen wird in einer gewissen Weise dasjenige eingeprägt, was an Betätigung des physischen Leibes und des Ätherleibes stattfindet. Sie gehen dann hinaus während des Schlafes und sie bringen dasjenige, was ihnen da eingeprägt worden ist, mit ganz anderen geistigen Kräften in Verbindung. Am Morgen tragen sie es wiederum in den physischen Leib und in den Ätherleib zurück. Und es ist dann ein merkwürdiges Zusammenstimmen desjenigen, was zwischen Einschlafen und Aufwachen aus dem Geistigen aufgenommen worden ist und demjenigen, was physischer Leib und Ätherleib im Eurythmisieren durchgemacht haben. Die Wirkung zeigt sich in der Art, daß die geistigen Erlebnisse, die zwischen dem Einschlafen und Aufwachen durchgemacht worden sind, mit demjenigen zusammenpassen, was am vorigen Tage vorbereitet und durchgemacht worden ist. Und erst in diesem Hineinkommen zeigt sich eine besonders gesundheitlich wirkende Kraft, die in diesem Eurythmisieren liegt. Es wird tatsächlich, ich möchte sagen, geistige Substantialität beim nächsten Aufwachen in den Menschen hineingetragen, wenn in dieser Weise Eurythmie gepflegt wird. Und in einer ganz ähnlichen Weise ist es zum Beispiel beim Singen. Wenn wir Gesang mit dem Kinde üben, so ist das Wesentliche, was an Tätigkeit entfaltet wird, eine Tätigkeit des Ätherleibes. Der astralische Leib muß sich ihm stark anpassen. Er wehrt sich zunächst, trägt das dann hinaus in die geistige Welt. Er kommt wiederum zurück und da äußert sich wiederum eine gesundheitlich wirkende Kraft. Wir können sagen: Beim Eurythmisieren äußert sich mehr eine wirklich das körperliche Befinden gesundende Kraft für das Kind; beim Singen äußert sich eine Kraft, welche mehr auf den Bewegungsapparat im Menschen wirkt und dadurch von den Bewegungen aus wiederum zurück wirkt auf die Gesundheit des physischen Körpers.

Man kann diese Dinge in der Erziehung außerordentlich gut benützen. Würde man zum Beispiel die Dinge so einrichten können – ich rede ja da von einem Ideal, aber diesem Ideal kann man sich doch im Lehrkörper nähern –, würde man die Dinge so einrichten, daß wir zum Beispiel eines Nachmittags Eurythmie machen, diese Eurythmie geistig ausleben lassen durch die Nacht; am nächsten Tage treiben wir mit dem Kinde mehr Turnerisches in dem Sinn, wie ich das gestern erwähnt habe: dann dringt das so in den Körper ein, daß das Turnen gewissermaßen gesundend wirkt, so daß man sehr viel durch dieses Abwechseln von Eurythmisieren und Turnen erreichen könnte. Und wiederum sehr viel könnte man zum Beispiel dadurch erreichen, daß man in der Lage wäre, durch das Vorhandensein aller Bedingungen, die Kinder an einem Tag singen zu lassen. Sie tragen dann dasjenige, was sie im Singen erlebt haben, beim Schlafen in die geistige Welt hinein. Am nächsten Tag treibt man mit ihnen Instrumentalmusik; also man betreibt mehr das Anhören, nicht die eigene Betätigung. Dann äußert sich wiederum in außerordentlich gesunder Weise dasjenige, was da am Vortag getrieben worden ist durch jene Befestigung, die im Anhören der Instrumentalmusik vom Menschen geleistet wird. Sie sehen, wenn man alle idealen Anforderungen erfüllen könnte durch das Vorhandensein der Bedingungen, so würde man durch jene Gliederung des Unterrichtes, der sich den Lebensbedingungen anpaßt, in einer ganz unermeßlichen Art gesundend auf das Kind wirken können. Wir wollen in diesen Dingen noch viel weiter gehen.

Nehmen wir zum Beispiel den Physikunterricht. Wir experimentieren mit dem Kinde. Sie brauchen sich nur das zu vergegenwärtigen, was ich gestern gesagt habe, daß ja der Mensch eigentlich nur mit dem Kopfe vorstellt, daß der rhythmische Mensch es ist, der urteilt, und daß der Gliedmaßen-Stoffwechselmensch es ist, der seine Schlüsse zieht, namentlich daß mit den Beinen und Füßen geschlossen wird, Schlüsse gezogen werden. Wenn Sie sich das vergegenwärtigen, und wenn Sie sich den Wahrnehmungsakt als solchen vergegenwärtigen, dann werden Sie sich sagen: das Willensmäßige, dasjenige, was man so aus sich heraus tut, wahrzunehmen, das hängt sehr tief mit dem Schlüsseziehen zusammen, nicht mit dem bloßen Vorstellen. Wenn ich meinen eigenen Leib sehe, so ist der Leib selbst ein Schluß. Die Vorstellung ist nur vorhanden, indem ich die Augen auf den Leib richte, aber indem ich nun eine bestimmte halbbewußte, unterbewußte Prozedur ausführe, trage ich mir urteilsmäßig die Dinge zusammen, die das Ganze erleben lassen, zusammenfassend in dem Satz: Also ist dieses ein Leib. – Das ist aber schon die Wahrnehmung eines Schlusses. Indem ich wahrnehme, verständig wahrnehme, bilde ich mir lauter Schlüsse. Da ist der ganze Mensch drinnen in diesen Schlüssen. Und das ist der Fall, indem ich experimentiere; denn ich habe fortwährend zu tun mit einer Aufnahme durch den ganzen Menschen. Da gehen fortwährend in den Aufnahmeprozeß Schlüsse ein. Die Urteile werden gewöhnlich gar nicht wahrgenommen, die sind sehr im Inneren, so daß wir sagen können: der ganze Mensch wird in Anspruch genommen, solange wir experimentieren.

Nun, damit aber tun wir eigentlich in erzieherischer Weise den Kindern noch nicht etwas sehr Gutes, daß wir experimentieren. Das Kind wird sich vielleicht zwar interessieren für das Experimentieren, aber der Mensch als solcher ist in seiner normalen Organisation zu schwach, um immer als ganzer Mensch angestrengt zu werden. Das geht gar nicht. Es ist immer etwas zuviel, wenn ich den Menschen als ganzen Menschen angestrengt sein lasse. Der Mensch kommt immer zu stark außer sich, wenn ich ihm vorexperimentiere, oder sein Augenmerk auf die Außenwelt lenke. Das eigentlich Bedeutsame beim Unterrichten und Erziehen besteht darinnen, daß man die drei Glieder des dreigliedrigen Menschen wirklich berücksichtigt, jedes zu seinem Recht kommen läßt, und sie aber auch zu ihrer entsprechenden Wechselwirkung kommen läßt.

Nun denken Sie sich: ich experimentiere zunächst. Da strenge ich den ganzen Menschen an. Das ist zunächst viel. Nun lenke ich die Aufmerksamkeit der Kinder ab von den Geräten, die da stehen, mit denen ich experimentiert habe, und ich gehe das ganze noch einmal durch. Indem ich an die Erinnerung des unmittelbar Erlebten appelliere, gehe ich das ganze noch einmal durch. Wenn man so etwas durchgeht, wenn man es gleichsam rekapituliert, es Revue passieren läßt, ohne daß die Anschauung da ist, dann wird besonders das rhythmische System des Menschen belebt. Nachdem ich den ganzen Menschen beansprucht habe, beanspruche ich sein rhythmisches System und sein Kopfsystem; denn natürlich betätige ich auch das Kopfsystem, wenn ich dieses rekapituliere. So kann ich die Stunde zu Ende gehen lassen. Ich habe zunächst den ganzen Menschen betätigt, dann vorzugsweise sein rhythmisches System, und jetzt lasse ich ihn nach Hause gehen. Nun schläft er. Indem er nun schläft, lebt dasjenige, was ich zuerst im ganzen Menschen, dann im rhythmischen System betätigt habe, in den Gliedmaßen weiter, wenn astralischer Leib und Ich heraußen sind.

Wir wollen jetzt unser Augenmerk auf dasjenige richten, was im Bette bleibt, was weiterklingen läßt, was ich mit dem Kinde durchgenommen habe. Dann strömt gewissermaßen das Ganze, was da im ganzen Menschen sich ausgebildet hat, und dasjenige, was im rhythmischen System sich ausgebildet hat, das strömt in den Kopfmenschen herauf. Davon bilden sich Bilder im Kopfmenschen. Die findet der Mensch dann vor, wenn er am nächsten Morgen aufwacht und zur Schule kommt. Es ist tatsächlich so: wenn die Kinder am nächsten Tag in die Schule kommen, haben sie, ohne daß sie es wissen, im Kopf die Bilder dessen, was ich gestern experimentiert habe, und was ich dann wiederholt habe, recht bildlich wiederholt habe, so daß alles als Bild im Kopfe ist. Ich kriege die Kinder am nächsten Morgen mit Photographien im Kopf von dem, was ich gestern experimentiert habe; so kommen die Kinder.

Nun, am nächsten Tage kann ich mehr reflektierend, betrachtend mich ergehen über dasjenige, was ich am letzten Tag experimentiert und rein erzählend wiederholt habe, mehr für die Phantasie wiederholt habe. Ich ergehe mich jetzt in Betrachtungen darüber. Da komme ich dem Bewußtwerden der Bilder, die bewußt werden sollen, entgegen. Also ich gebe eine Physikstunde, ich experimentiere, ich wiederhole vor den Kindern dasjenige, was geschehen ist; am nächsten Tag, da stelle ich die Betrachtungen an, die dazu führen, daß das Kind die Gesetze kennenlernt von dem, was da vor sich gegangen ist. Ich führe es mehr zum Denkerischen, Vorstellungsmäßigen der Sache, und ich zwinge die Kinder nicht, daß diese Bilder, diese Photographien, die sie mir mitbringen, ein wesenloses Dasein führen. Denken Sie, wenn ich zunächst die Kinder bekomme mit den Photographien im Kopf, von denen sie nichts wissen, und neuerdings wiederum darauflos experimentiere, ohne Nahrung zu geben durch eine Betrachtung, die ich anstelle, dann strenge ich wiederum den ganzen Menschen an. Diese Anstrengung durchwühlt den ganzen Menschen, durchwühlt diese Bilder, und ich bringe eine Art von Chaos in diese Schädel hinein. Ich muß unter allen Umständen zuerst dasjenige befestigen, was ja da sein will. Ich muß ihm Nahrung geben. Auf diese Weise komme ich dazu, solch einen Unterricht einzurichten. Ich richte ihn so ein, daß er sich dann den Lebensvorgängen anpaßt.

Nehmen wir an, ich erteile Geschichtsunterricht. Wenn ich Geschichtsunterricht erteile, werde ich genötigt sein, ja nicht äußerlich dem Kinde die Tatsachen vorzuführen; das fällt alles gewissermaßen weg. Ich muß es künstlich so einrichten, daß die Anpassung wiederum nunmehr an die Lebensvorgänge geschieht. Das kann ich in der folgenden Weise erreichen: Ich erzähle zunächst heute den Kindern die bloßen Tatsachen, die Tatsachen, die sich äußerlich im Raum und in der Zeit abspielen. Das packt wiederum den ganzen Menschen, wie das Experiment den ganzen Menschen packt, weil der Mensch genötigt ist, räumlich vorzustellen. Man soll darauf sehen, daß er räumlich vorstellt, daß er gewissermaßen so etwas, was ich ihm erzähle, kontinuierlich im Geiste sieht; auch zeitlich soll er vorstellen. Wenn ich dies gemacht habe, dann versuche ich, daran zu knüpfen ein wenig etwas über die Personen, die vorgekommen sind, oder auch über die Ereignisse, die vorgekommen sind, aber nicht indem ich tatsächlich erzähle, sondern anfange zu charakterisieren; also indem ich die Aufmerksamkeit auf dasjenige hinlenke, was ich zuerst hingestellt habe, aber jetzt etwas charakterisiere. Nachdem ich diese zwei Etappen gemacht habe, habe ich zuerst den ganzen Menschen angestrengt, und indem ich charakterisiert habe, habe ich gerade den rhythmischen Menschen angestrengt. Jetzt entlasse ich das Kind. Morgen empfange ich es. Da bringt es mir wieder die geistigen Photographien des am vorigen Tage Mitgemachten im Kopfe. Ich komme ihm entgegen, wenn ich so anknüpfe, daß ich jetzt mehr Betrachtungen darüber anstelle, zum Beispiel darüber, ob Mithradates oder Alkibiades ein anständiger Mensch war oder nicht, also mehr Betrachtliches. Ich muß dabei an dem einen Tag das mehr objektive Charakterisierende, am anderen Tag das Urteilende, Betrachtende darstellen, dann wirke ich dahin, daß sich die drei Glieder des dreigliedrigen Menschen tatsächlich in der richtigen Weise ineinander einfügen.

Das sind solche Dinge, die Ihnen zeigen, was man eigentlich leisten kann, wenn man den gesamten Unterricht gliedert, wenn man ihn also wirklich den Lebensverhältnissen anpaßt. Das kann natürlich niemals anders richtig werden, als wenn der Lehrplan so gestaltet ist, wie er bei uns gestaltet ist, daß man wirklich eine längere Zeit hindurch denselben Gegenstand behandelt. Ich möchte wissen, wie man es machen sollte, wenn an einem Tag Physik ist in der ersten Stunde und am nächsten Tag Religion. Da möchte ich wissen, wie man da Rücksicht nehmen sollte auf dasjenige, was da geblieben ist. Natürlich ist es sehr schwierig, den gesamten Unterricht in dieser Weise zu gestalten, aber wenigstens nähern kann man sich einer solchen Gestaltung des Unterrichts. Und wenn Sie unseren Lehrplan durchdenken, werden Sie überall finden, daß diese Annäherung wenigstens versucht worden ist.

Nun ist es ja auch nötig, daß man wirklich alle Zusammenhänge recht gut ins Auge faßt. Wenn Sie an das sich erinnern, was ich gestern gesagt habe, daß der ganze Mensch eigentlich der Logiker ist, nicht nur der Kopf, so werden Sie die Bedeutung der reinen Geschicklichkeitsarbeiten auch in der entsprechenden Weise würdigen lernen. Es war durchaus nicht bloß eine Schrulle, als die Forderung aufgetaucht ist, bei uns sollen die Knaben auch stricken und so weiter. In dieser Betätigung der Hände drückt sich, bildet sich dasjenige aus, was tatsächlich die Urteilsfähigkeit um Wesentliches erhöht. Diese Urteilsfähigkeit wird am wenigsten ausgebildet beim Menschen, wenn man ihn logische Übungen machen läßt. Diese logischen Übungen sind eigentlich gar nicht geeignet, die Urteilsfähigkeit des Menschen auszubilden. Wenn man ihn Subjekt und Prädikat verbinden läßt, in dieser Weise logische Übungen machen läßt, trägt man gar nichts dazu bei, daß er urteilsfähiger wird. Höchstens trägt man etwas dazu bei, daß seine Urteilsfähigkeit starr wird. Er wird so ein Mensch, der im späteren Leben eigentlich immer nur nach einem Schema urteilen kann. Wenn man zuviel solche gedankliche Übungen macht, erzieht man den Menschen zu einem schematischen Menschen. Außerdem hat dieses Urteilüben keine andere Folge, als daß zuviel Salz abgelagert wird und der Mensch durchsalzt wird. Er neigt dann allzuleicht zu Schweißbildung, die wir allzugut bemerken können, wenn wir Kinder zu stark urteilsfähig anstrengen. Dann schwitzen sie in der Nacht zuviel. Das ist überhaupt so: wenn wir richtig geistig sein wollen, ohne daß wir wissen, daß das Physisch-Leibliche der reine Ausdruck des Geistigen ist, wenn wir zu stark einseitig geistig sein wollen, so behandeln wir zumeist den Leib, und zwar zumeist in falscher Weise. Die Pädagogik, wie die Herbartsche Pädagogik, die vorzugsweise von einer Behandlung des Vorstellungsvermögens ausgeht, hat im Effekt das Ruinieren des menschlichen Leibes. Und das muß man als Erziehender und Unterrichtender durchaus wissen.

Sie können das im Zusammenhang mit anderen Erscheinungen des Lebens bemerken. Nicht wahr, nach einer gewissen Anschauung, die gewiß ihre tiefe Berechtigung hat, muß jeder anständige Mensch eine Predigt anhören. Dasjenige, was er da in der Predigt zumeist hört, das ist ja etwas sehr, sehr Abstraktes, und man sucht sogar darin den Menschen recht vom Leben abzulenken und ihn im Anhören der Predigt in höhere Regionen zu versetzen. Die Predigt wird so gehalten, daß der Mensch sich erbauen soll und so weiter. Alles das hat ganz gewiß natürlich seine Berechtigung, aber man muß doch verstehen, was in der Realität eigentlich durch die jetzigen Predigten geschieht, gerade durch diejenigen, die sich recht abstrakt halten, die durch Leute gehalten werden, die nichts von Naturzusammenhängen gelernt haben, so daß hinter ihren Gedanken gar nichts von Naturzusammenhängen ist, von Leuten, die nicht einmal eine Freude an den Naturerscheinungen haben. Nehmen wir an, die Menschen gehen zu solchen Predigten, die recht lebensfremd sind. Heute werden viele solche Predigten gehalten, die ganz lebensfremd sind. Die Leute hören sie sich an, und es wird eigentlich eine zunächst äußerlich gar nicht bemerkbare Krankheit in den Menschen bewirkt. Physisch werden die Menschen in einem gewissen leisen Grade, der äußerlich nicht bemerkbar ist, krank. Die Wirkung der meisten Predigten ist, daß kleine Krankheiten gezüchtet werden, so daß der Mensch also ein paar Stunden nach der Predigt einen Krankheitsprozeß durchmacht. Dieser Krankheitsprozeß verursacht einem einen Schmerz, der nicht gerade ganz über die Schwelle des Bewußtseins heraufkommt, aber von dem Menschen doch halbbewußt oder einviertelbewußt erlebt wird. Das aber bringt es dahin, daß der Mensch sich so recht in seinem elenden Leibe fühlt. Aber das kann doch nicht sein, die Predigt hat ihn doch erhoben in geistigere Regionen. Das kann doch nicht sein, daß er sich durch sie in seinem kranken Leibe fühlt. Dann interpretiert er sich dieses Elendfühlen und wird zerknirscht, fühlt sich so recht als Sünder. Das ist die Interpretation der Krankheit, die auf die Predigt folgt. Es ist sogar etwas, was mit einem gewissen unbewußten Raffinement durchaus beabsichtigt sein kann, denn man erreicht ja natürlich, daß sich die Menschen als Sünder fühlen.

Nun, ich führe das an als eine Erscheinung, die ganz allgemein ist im heutigen Leben; sie hängt mit all den anderen Niedergangserscheinungen zusammen. Ich führe das aus dem Grund an, damit Sie sehen, daß ein falsches Betreiben des Geistigen nicht aufs Geistige wirkt, sondern gerade auf das Leibliche, und zwar in ganz konkreter Weise auf das Leibliche wirkt; und damit Sie daraus auch sehen, daß wir unsere Kinder nur so erziehen und unterrichten sollen, daß wir immer wissen, wie der Zusammenklang des Geistigen mit dem Leiblichen eigentlich ist.

Sehen Sie, da wirken manchmal merkwürdige Dinge; sie werden nicht beobachtet und sie gehören doch zu den kulturgeschichtlich allerwichtigsten Dingen. Wir haben eine Zeit gehabt, so im letzten Drittel des 19. Jahrhunderts, da ist der Geographieunterricht gegenüber dem Geschichtsunterricht eigentlich in den Lehrplänen etwas zurückgedrängt worden. Man hat ja auch immer die Geographie bei den Lehrbefähigungsprüfungen an irgend etwas angehängt. Sie ist weniger berücksichtigt worden. Entweder der Geschichtslehrer bekam sie angehängt, oder in gewissen Gegenden wurde sie an den Naturgeschichtsunterricht angehängt. Die Geographie ist tatsächlich eine Zeitlang zurückgedrängt worden. Nun bedenken Sie dasjenige, was ich Ihnen da durch das kleine Galgenmännchen an die Tafel gezeichnet habe. Wenn wir den Menschen, der schließt, den Menschen, der also sich betätigt, sehen, wie er drinnensteht in der ganzen Welt, nicht sich herauslöst durch den Kopf aus der Welt, wenn wir diesen Menschen uns vergegenwärtigen, so ist er eigentlich ohne den Raum gar nicht denkbar. Der Raum gehört zu diesem Menschen dazu. Er ist ein Glied in der räumlichen Welt, insofern er ein Beine- und Füßemensch ist. Und wenn wir das räumlich betrachten, dann ist es in gewisser Weise für unseren astralischen Leib ein Sich-auf-die-Beine-Stellen, wenn wir Geographie mit dem Kinde treiben. Es wird tatsächlich der astralische Leib unten mächtiger und dichter. Wir treiben das Räumliche, und wir verdichten daher das Geistig-Seelische des Menschen nach dem Boden hin. Mit anderen Worten: Wir bringen den Menschen zu einer gewissen Festigung in sich gerade dadurch, daß wir recht anschaulich das Geographische betreiben, aber diese Geographie so betreiben, daß wir immer das Bewußtsein hervorrufen, daß der Niagara nicht an der Elbe liegt, sondern daß wir immer das Bewußtsein hervorrufen: wieviel Raum liegt zwischen Elbe und Niagara.

Wenn wir das wirklich anschaulich betreiben, dann stellen wir den Menschen in den Raum hinein, wir bilden insbesondere dasjenige in ihm aus, was ihm ein Weltinteresse beibringt, und das wird sich in der verschiedensten Weise in der Wirkung zeigen. Ein Mensch, mit dem wir verständig Geographie treiben, steht liebevoller seinem Nebenmenschen gegenüber als ein solcher, der nicht das Daneben-im-Raum erlernt. Er lernt das Danebenstehen neben den anderen Menschen; er berücksichtigt die anderen. Diese Dinge gehen stark in die moralische Bildung hinüber, und das Zurückdrängen der Geographie bedeutet nichts anderes als eine Aversion gegen die Nächstenliebe, die sich in unserem Zeitalter immer mehr und mehr zurückdrängen lassen mußte. Man merkt solche Zusammenhänge nicht, aber sie sind vorhanden. Denn es wirkt immer eine gewisse unterbewußte Vernunft oder Unvernunft in den Erscheinungen des Zivilisationslebens.

Eine ganz andere Wirkung hat der Geschichtsunterricht, der auf das Zeitliche geht und den wir nur richtig betreiben, wenn wir das Zeitliche ordentlich berücksichtigen. Wenn wir eigentlich nur Bilder im Geschichtsunterricht geben, so berücksichtigen wir das Zeitliche zu wenig. Sehen Sie, wenn ich einem Kinde über Karl den Großen erzähle, so wie wenn das sein Oheim wäre, der jetzt noch lebt, so führe ich eigentlich das Kind irre. Ich muß stets, wenn ich über Karl den Großen erzähle, den zeitlichen Abstand gegenwärtig machen, ich muß das so machen, daß ich sage: Stelle dir vor, du bist jetzt ein kleiner Junge, du ergreifst die Hand deines Vaters. – Da kann er sich etwas vorstellen darunter. Jetzt mache ich ihm klar, wieviel älter der Vater ist – und nun: der Vater ergreift die Hand seines Vaters, der wieder die Hand seines Großvaters und so weiter. So habe ich ihn um 60 Jahre hinaufgeleitet. Vom Großvater geht man weiter; und jetzt sage ich ihm: Stelle dir 30 hintereinander vor. – Ich habe ihm eine Reihe vorgestellt und klargemacht: Der 30. kann Karl der Große sein. – Dadurch bekommt er ein zeitliches Distanzgefühl. Nicht isoliert die Dinge hinstellen, sondern dieses Distanzgefühl erfassen, das ist wichtig, wenn richtiger Geschichtsunterricht erteilt werden soll.

Es ist durchaus notwendig, daß man auf charakteristische Unterschiede hinweist, wenn man verschiedene Zeitepochen behandelt, damit die Kinder eine Vorstellung bekommen, wie sich die Zeitabschnitte voneinander unterscheiden. Es handelt sich darum, daß das Geschichtliche vorzugsweise in der Zeitvorstellung, in der Zeitanschauung lebt. Das aber wirkt stark auf das Innerliche im Menschen, regt die Innerlichkeit des Menschen an. Und wenn wir den Geschichtsunterricht so treiben, daß er nicht die richtige Stellung einnimmt, sondern daß er das Innerliche auch noch in einer zu stark interessierten Weise ergreift, indem man gerade die landeskundliche Geschichte immer wiederum und wiederum tradiert und die fernerliegenden Ereignisse weniger betrachtet, also wenn man dem Geschichtsunterricht eine falsche Stellung gibt, wenn man zu sehr auf gewisse Dinge, falschen Patriotismus und dergleichen den Geschichtsunterricht einrichtet – ich glaube, die Beispiele werden Ihnen nicht allzuferne liegen –, dann wirkt man insbesondere auf das Eigensinnigwerden des Inneren, auf das Launischwerden des Inneren. Das ist eine Nebenwirkung. Und vor allen Dingen macht man dadurch die Menschen abgeneigt, den Welterscheinungen gegenüber objektiv zu sein. Und das ist ja das große Übel in unserer Zeit. Das nicht gehörige Treiben der Geographie und das Treiben eines falschen Geschichtsunterrichtes im Verlauf dieses Zeitalters hat viel von dem bewirkt, was die große Krankheit unseres Zeitalters ist. Und wahrscheinlich werden Sie selber zurückdenken können, was Ihnen in der Geschichte zugemutet worden ist, und Sie werden daraus ersehen, wie schwer es Ihnen wird, mancher Erscheinung gegenüber zurechtzukommen.

Das sind so Beispiele, welche zeigen, wie der Unterricht und die Erziehung gehen müssen, wenn an die Lebensbedingungen, an die Lebensimpulse selbst in gesunder Art angeknüpft werden soll. Wir können einfach nicht so unterrichten, daß wir bloß hinschauen darauf, mit irgendeinem Stoff fertig zu werden, sondern wir müssen vor allen Dingen die Lebensbedingungen des Menschen in leiblicher, seelischer und in geistiger Beziehung im Auge haben. Der Mensch muß uns gewissermaßen immer vor Augen stehen. Und er muß uns so vor Augen stehen, daß wir ihn selber auch als ein Ganzes überblicken, insofern er ja ein Wesen ist, das auch zwischen Einschlafen und Aufwachen sehr stark mitarbeitet. Wenn wir nämlich gar nicht Rücksicht nehmen darauf, daß der Mensch auch schläft – und der heutige Unterricht tut das ausnahmslos, er denkt gar nicht daran, daß der Mensch auch schläft, höchstens hygienisch – und daß da im Menschen in irgendeiner Weise dasjenige fortarbeitet, was man im Unterricht tut, dann hat das eine ganz bestimmte Wirkung: man macht den Menschen dadurch, daß man nicht Rücksicht nimmt darauf, daß etwas in der Nacht aus ihm heraußen ist, zum Automaten.

Und tatsächlich könnte man sagen: In vieler Beziehung ist heute unsere Erziehung und unser Unterricht nicht eine Erziehung und ein Unterricht zur Menschlichkeit, sondern zu dem auffälligsten Typus des menschlichen Automaten, der durch den Assessorismus gegeben ist. Es wird heute im wesentlichen auf den Assessorismus hin erzogen. Der Assessorismus besteht im wesentlichen darinnen, daß der Mensch nicht mehr Mensch ist, sondern ein Abschluß, eine bestimmte Existenz. Man hat den Menschen vor sich, und es ist einerlei, ob es der A oder B ist, wenn sie beide Assessor oder Referendar sind. Es ist einerlei, ob es der A oder B, der X, Y oder Z ist.

Das beruht darauf, daß man bei der Erziehung nur auf den wachen Menschen Rücksicht genommen hat; weil man überhaupt das Geistige geleugnet hat und dadurch nichts sieht zwischen dem Einschlafen und Aufwachen. Es ist das in der neueren Philosophie so erschreckend hervorgetreten bei *Descartes* und *Bergson*, indem diese Philosophen behaupten, das Ich sei das Kontinuierliche im Menschen, man soll nur immer auf dieses hinschauen, im Ich erfasse man die Realität. Ich möchte bloß die Leute ernsthaft darauf hinweisen, daß sie dann aufhören zu sein, wenn sie anfangen einzuschlafen, und erst wieder anfangen zu sein, wenn sie aufwachen; denn das Ich wird nicht erfaßt in der Zeit zwischen Einschlafen und Aufwachen. Es tritt da zurück, so daß eigentlich die Cartesiussche und Bergsonsche Seinsformel nicht lauten muß: Ich denke, also bin ich –, sondern: Ich habe gedacht am 2. Juni 1867 von 6 Uhr morgens bis 8 Uhr abends, also war ich in dieser Zeit; dann habe ich gedacht am nächsten Tag von 6 Uhr früh bis 8 Uhr abends, also war ich in dieser Zeit. – So kommt man dazu, daß das Sein sehr kompliziert würde. Man müßte das Dazwischenliegende auslassen. Daran denken aber die Leute nicht, weil sie es im Ernste nur mit allerlei Ideen und Abstraktionen zu tun haben wollen und nicht mit Realitäten, die der menschlichen Wesenheit zugrunde liegen.

Im Unterricht, da muß man es mit Realitäten zu tun haben, dann wird man wiederum Menschen erziehen. Wir brauchen uns nicht zu kümmern, daß dann die richtigen Einrichtungen erstehen, sondern die Menschen, die als Menschen erzogen worden sind, werden sie sich machen. Hier liegt aber dasjenige, was einem erst zum tiefen Verständnis bringen kann, daß das Geistesleben ein selbständiges und unabhängiges sein muß. Es kann nur Menschen erziehen, wenn es lediglich auf die Menschenerziehung hinwirkt und die Einrichtungen erst denkt als Folge dieser Menschenerziehung, die nicht der Staat erst macht. Daher kann das Geistesleben nicht ein Anhängsel des Staates oder der Wirtschaft sein, sondern es muß sich dieses Geistesleben durchaus aus sich selbst heraus entwickeln.

VIERTER VORTRAG

Stuttgart, 15. Juni 1921

Es wird Ihnen aus den Betrachtungen, die wir angestellt haben, hervorgegangen sein, daß der Lehrer schon in seine ganzen Erwägungen eine genauere Erkenntnis auch des physisch-leiblichen Menschen einbeziehen muß. Und warum wir gerade jetzt solche scheinbar ferner liegenden Betrachtungen anstellen, das hat seinen Grund darin, daß wir in unserer Schule vor einer sehr bedeutungsvollen Aufgabe stehen, nämlich der, zu den eigentlichen Volksschulklassen die 10. Klasse hinzuzufügen, die dann doch schon reifere Knaben und Mädchen enthalten wird; und daß wir dabei dem Lebensalter gegenüberstehen, das besonders vorsichtig wird behandelt werden müssen. Ich möchte eigentlich in diesen Tagen noch dahin arbeiten, bei Ihnen eine gründliche Betrachtung hervorzurufen, gerade dieses kindlichen Lebensalters, das ja mit wichtigen Entwickelungszuständen zusammenhängt.

Nun können Sie sagen: Das geht nur diejenigen an, die mit diesen Kindern beschäftigt sind. – Aber das ist nicht richtig. Es ist schon so, daß unser Lehrerkollegium immer mehr und mehr zusammenwachsen muß zu einem ganzen Organismus; und da werden wir alle in einer gewissen Weise doch direkt oder indirekt beteiligt sein müssen an der Gesamterziehung der Kinder der Schule.

Ich muß nur heute noch einiges vorausgehen lassen, ehe ich vor Ihnen die Anforderungen des 14., 15., 16. Jahres im kindlichen Lebensalter betrachten werde. Und wir werden ja dann auch in der gemeinschaftlichen Konferenz den Lehrplan gerade für die wichtige 10. Klasse auszuarbeiten haben.

Nun, heute möchte ich dem noch einiges in dem Stile vorangehen lassen, in dem wir gestern und vorgestern begonnen haben. Ich möchte Ihnen zunächst noch einmal die Betrachtung des sogenannten Zusammenhanges des Geistig-Seelischen und des Physisch-Leiblichen beim Menschen, insbesondere beim Kinde, auf die Seele legen. Es ist ja das Geistig-Seelische in der allgemeinen Bildung heute fast nur in intellektueller Form vorhanden. Wir haben in unserem Kulturleben ein eigentlich lebendiges Geistesleben nicht. Und in denjenigen Gegenden Mitteleuropas, die noch vom Katholizismus durchsetzt sind, hat ja der Katholizismus unwahre Formen angenommen, so daß man auch da nicht sagen kann, daß da besonders viel Hilfe in bezug auf religiöse Vermittlung des Geisteslebens zustande kommt. Das evangelische Geistesleben ist ja mehr oder weniger ganz intellektualistisch geworden. Nun kann natürlich in unsere Schule das eigentliche Geistesleben nur dadurch hineinkommen, daß sich unsere Lehrerschaft eben aus Anthroposophen zusammensetzt. Dadurch, nicht durch das Lehren der Anthroposophie – unsere Schule darf eben nicht Weltanschauungsschule sein –, aber durch die ganze Art und Weise, wie sich unsere Lehrer verhalten, durch dasjenige, was sie in ihrer Seele tragen, wird wie durch seelische Imponderabilien das Geistig-Seelische in unsere Schule hineingetragen.

Wenn wir nun dasjenige treiben, was wir den Kindern auf den verschiedensten Gebieten beibringen müssen, also ich will sagen, was wir ihnen beibringen, während wir mit ihnen lesen oder ihnen das vermitteln, was zum Lesen führt, was wir ihnen beibringen als das Gedankliche im Rechnen, was wir ihnen beibringen auch in der Naturgeschichte oder Naturlehre – durch all das, was in Gedanken sich ausspricht, bringen wir eben Vorstellungen an sie heran. Und Vorstellungen an die Kinder heranbringen, das ist im Grunde eine ganz andere Betätigung gegenüber dem kindlichen Organismus, als diejenige ist, die sich ja allerdings in die anderen zum Teil hineinmischt, aber zum Teil selbständig getrieben wird. Nicht wahr, ganz selbständig wird das Körperlich-Leibliche getrieben bei Eurythmie, beim Musikunterricht, beim Turnunterricht, in einer gewissen Weise beim Instrumentalunterricht, nicht mehr aber beim Gesangunterricht. Natürlich ist alles nur relativ. Aber es ist durchaus polarisch verschieden, was wir in diesen Fächern an die Kinder heranbringen, auch was das Kind beim Lesen, beim Schreiben lernt, wo wir stark an die körperliche Tätigkeit appellieren, von den Fächern, wo dies viel weniger der Fall ist, etwa beim Rechnen, wo die körperliche Tätigkeit eine untergeordnete Rolle spielt; während gerade beim Schreiben die körperliche Betätigung eine sehr große Rolle spielt.

Nun, über alle diese Einzelheiten sollte eigentlich mancherlei gesprochen werden. Ich möchte nur am Schreiben anschaulich machen, inwiefern da die körperliche Tätigkeit eine Rolle spielt. Es gibt zwei Menschentypen in bezug auf das Schreiben – ich glaube, ich habe zu denjenigen, die schon länger hier sind, über dieses Faktum schon gesprochen –, es gibt also zwei Menschentypen. Der eine Menschentypus schreibt so, daß das Geschriebene gewissermaßen aus der Hand herausfließt. Es ist die Formung der Schrift förmlich im Handgelenk. Der kaufmännische Schreibunterricht insbesondere wird dahin erteilt, daß das Schreiben im Handgelenk ist. Und das ist im Grunde genommen alles, was für das Schreiben dann in Betracht kommt. Das ist bei dem einen Typus von Menschen so, daß sie veranlagt sind, so das Schreiben zu lernen. Der andere Typus ist daraufhin veranlagt, die Schriftzeichen sich anzuschauen. Er richtet den Blick immerfort auf seine Schrift und verhält sich zur eigenen Schrift, wenn auch leise, ästhetisch. Er sieht das an, was er schreibt, und er hat ein Behagen daran, wie seine Buchstaben sind. Es ist der malende Typus. Da ist das Schreiben nicht so stark im Handgelenk. Es gibt Menschen, die schreiben so, wie der Kaufmann schreibt; der malt gar nicht. Ich habe sogar eine merkwürdige Art der Unterweisung des Schreibens kennengelernt in einer Schule, die vorbereitend war für Kaufleute. Da wurden die Leute veranlaßt, fortwährend Schwünge zu machen, und dann – nicht wahr, sie machten jeden Buchstaben aus einem bestimmten Schwung des Handgelenkes heraus – nahm die Schrift den Charakter an, daß alles darinnen schwunghaft war. Nun, ich erinnere Sie nur daran, daß das im äußersten Extrem zu etwas Furchtbarem führt. Sie werden manchmal schon Leute kennengelernt haben, die, bevor sie anfangen zu schreiben, mit der Feder in der Luft herumfuchteln, Schwünge ausführen, bevor sie ansetzen. Es ist das ein furchtbarer Zustand, wenn man diese Handgelenkschwünge im Extrem treibt.

Man sollte eigentlich das malende Schreiben an den Menschen herankommen lassen. Es ist das weit hygienischer, weit gesünder. Wenn man nun so schreibt, daß man zu gleicher Zeit das Auge auf seine Schrift gerichtet hält und ästhetisches Behagen hat an seinen Schriftzeichen, also malerisch schreibt, dann wird das Mechanische mehr in den

Körper zurückgedrängt. Es schreibt nicht das Handgelenk, es schreibt mehr der innere Organismus. Und das ist außerordentlich wichtig, denn es wird viel mehr das Mechanische von der Peripherie abgelenkt und auf den ganzen Menschen zurückgelenkt. Sie werden auch bemerken: wenn es Ihnen gelingt, jemanden ganz gut auf dieses malende Schreiben hinzuführen, so lernt er zuletzt auch mit den Zehen schreiben. Und das wäre ein gewisser Triumph, wenn man es dahin bringen könnte, daß Buchstaben durch Haltung eines Bleistiftes zwischen der großen Zehe und der nächsten Zehe richtig geformt werden könnten. Ich meine nicht, daß das artistisch ausgebildet werden sollte; aber es ist darinnen dieses Übertragen der mechanischen Tätigkeit auf den ganzen Menschen.

Nun, in dieser Beziehung sind ja die Menschen außerordentlich ungeschickt, sie können sich nicht einmal, wenn ihnen vom Waschtisch etwas herunterfällt, es mit den Zehen aufheben wie mit der Hand, und das müßten die Menschen doch wenigstens können. Das sieht grotesk aus, wenn man das sagt. Aber Sie werden verstehen, daß es auf etwas Bedeutsames hindeutet. Man müßte also das malende Schreiben pflegen, denn dadurch wird auf der einen Seite die eigentliche mechanische Tätigkeit in den Körper zurückgedrängt, und es wird an die Oberfläche heraufgebracht, außerhalb der Oberfläche herausgebracht die Beziehung des Menschen zum Geschriebenen. Es wird der Mensch in seine Umgebung hineingefügt. Der Mensch sollte sich eigentlich daran gewöhnen, alles, was er tut, auch zu sehen, es nicht bloß gedankenlos mitzumachen, sondern es zu sehen; und gedankenlos wird zumeist geschrieben.

Das Schreiben ist nun also eine solch verschiedenseitige Tätigkeit. Aber gerade deshalb wird man es in gewissem Sinne auch als etwas Bedeutsames im Unterricht betrachten können. Beim Rechnen kommt ja die eigentliche Schreibtätigkeit nicht in Betracht, weil der Mensch zu sehr in Anspruch genommen ist durch die Gedankenarbeit; da tritt die Schreibarbeit mehr oder weniger zurück.

Nun müssen wir uns klar sein, was da eigentlich im Menschen vorgeht, wenn Sie mit dem Kinde etwas lesen. Es ist das allerdings – im Bilde – aber doch eben eine zunächst geistige Betätigung. Die setzt sich in die Körperlichkeit hinein fort. Und gerade bei denjenigen Dingen, die auf der gedanklichen, geistigen Tätigkeit beruhen, bei denen nimmt man feine Teile der menschlichen physischen Organisation ganz besonders in Anspruch. Sie können auch als Physiologe darauf kommen, wenn Sie sich ein Bild machen von dem tiefer gelegenen Teil des Gehirnes, von der weißen Masse. Diese ist eigentlich die vollkommener organisierte. Sie ist diejenige, die mehr auf das Funktionelle hingeht, während die oberflächliche graue Masse, die also beim Menschen ganz besonders ausgebildet ist, auf einer sehr zurückgebliebenen Stufe der Entwickelung steht; sie ist Nahrungsvermittlerin des Gehirns. Der Entwickelung nach ist nicht der Gehirnmantel das Vollkommenere, sondern die darunterliegenden Teile sind das Vollkommenere. Und wenn wir nun einem Kinde namentlich zu Beobachtendes beibringen, oder dasjenige, was es beim Lesen erlebt, so nehmen wir sehr stark seine Graugehirnmasse in Anspruch, und es findet ein feiner Stoffwechselprozeß im Menschen statt. Dieser feine Stoffwechselprozeß, der da im Menschen stattfindet, dehnt sich, wenn auch in einer sehr feinen Weise, auf den ganzen Organismus aus. Und gerade wenn wir meinen, das Kind am geistigsten zu beschäftigen, wirken wir eigentlich leiblich-physisch am allerstärksten auf dasselbe. Es ist ein Hineindrängen in den Stoffwechsel beim Beobachten, beim Lesen, beim Erzählenhören. Da ist das Kind außerordentlich stark in Anspruch genommen. Das ist dasjenige, was man nennen könnte: die Einprägung des Geistigen in die Leiblichkeit. Es ist eine Art Verkörperung desjenigen notwendig, was wir im Beobachten, im Erzählenhören entwickeln. Es muß sich etwas wie ein körperliches Phantom bilden, was sich in den ganzen Organismus eingliedert. Es ist im Organismus so, daß feine Salze abgesetzt werden. Man darf sich das nicht allzu grob vorstellen. Es wird dem ganzen Organismus ein Salzphantom eingegliedert, und es ist dann die Notwendigkeit vorhanden, daß das wiederum durch den Stoffwechsel aufgelöst wird.

Das ist der Prozeß, den wir vollziehen beim Lesen oder beim Erzählenhören. Wir rufen schon, wenn wir glauben, Geistig-Seelisches in Anspruch zu nehmen, am meisten Stoffwechsel hervor im Unterricht. Und das ist eben im Unterricht durchaus zu berücksichtigen. Wir können daher nicht anders als dasjenige, was wir erzählen, oder was wir lesen lassen, so zu gestalten, daß es nach zwei Richtungen hin einwandfrei ist. Erstens einwandfrei dahingehend, daß wir das Erzählte und das Gelesene so gestalten, daß das Kind unbedingt ein gewisses Interesse daran hat, daß es alles mit einem gewissen Interesse verfolgt. Wenn dieses Interesse wirkt, wenn das Interesse in der Seele ist, ist es eine Art feines Lustgefühl. Das muß immer da sein. Dieses feine Lustgefühl drückt sich physisch in einer feinen Drüsenabsonderung aus, und durch diese Drüsenabsonderung wird das, was durch das Lesen, durch das Erzählenhören an Salzablagerung stattfand, aufgesogen. Wir müssen versuchen, die Kinder nicht zu langweilen, dem Kinde nicht etwas beizubringen, was es langweilt; denn es wird sonst kein Interessegefühl erweckt und dann wird das ungelöste Salz erzeugt und im Körper verteilt, und wir wirken eigentlich dahin, daß das Kind später allerlei Stoffwechselkrankheiten bekommt. Namentlich bei Mädchen ist besonders darauf Rücksicht zu nehmen. Die migräneartigen Zustände sind eine Folge davon, daß sie zu einseitig vollgepfropft werden mit allem möglichen, was sie lernen müssen, ohne daß es in eine solche Art von Erzählung gekleidet wird, an der sie eine Freude haben. Sie sind angefüllt mit kleinen Spießen, die sich nicht recht aufgelöst haben, mit der Tendenz zu solcher Spießbildung.

Es ist tatsächlich so, daß wir auf diese Dinge sehen müssen. Und dann, sehen Sie, kommt die eigentliche Misere, die eben darin liegt, daß wir zu so vielen Dingen doch nicht genügend Zeit haben. Es müßte dafür gesorgt werden, daß die zahlreichen Lesestücke, die in den heute gebräuchlichen Lesebüchern sind – die zum auf die Wand hinaufkriechen sind –, von uns nicht verwendet werden. Ich habe doch schon in den Klassen so verschiedene Lesebücher mit einer Auswahl von Lesestücken verwendet gesehen, die also fürchterlich sind. Wir dürfen nicht vergessen, daß wir die Kinder physisch für das ganze spätere Lebensalter zubereiten. Wenn wir ihnen solch ein triviales Zeug, wie es zumeist in den gebräuchlichen Lesebüchern steht, beibringen, ist es doch so, daß wir ihre feineren Organe nach dieser Richtung hin formen; und das Kind wird ein Philister statt ein vollständiger Mensch. Wir müssen wissen, wie sehr wir durch das Lesen, durch das Lesenlernen an der ganzen Heranbildung des Kindes arbeiten. Es kommt später wieder heraus. Daher würde ich Sie schon bitten, daß Sie versuchen, womöglich aus den Klassikern oder sonstwoher die Lesestücke zusammenzusuchen und selber das Lesematerial zusammenzustellen, nichts aus den gebräuchlichen Lesebüchern zu nehmen, die fast durch die Bank greulich sind. Die sollten eigentlich eine möglichst geringe Rolle spielen. Es ist natürlich viel unbequemer, sich die Sachen zusammenzusuchen, aber schließlich ist das doch notwendig, daß wir auf diese Dinge besonders Rücksicht nehmen; denn darin besteht ja die Aufgabe in unserer Waldorfschule, daß wir diese eigentlich methodischen Dinge anders machen, als sie sonst gemacht werden. Es handelt sich darum, daß wir beim Lesen und beim Erzählenanhören, auch wenn wir sonst Naturgeschichtliches vorbringen, darauf Rücksicht nehmen, daß nach diesen zwei Richtungen hin nichts Schädliches getan wird.

In einem gewissen entgegengesetzten Sinn wirkt dann das Eurythmische, das Gesangliche; da findet ein ganz anderer organischer Prozeß statt. Bei all denjenigen Organen, die sich daran betätigen, sitzt nämlich das Geistige zunächst in den Organen drinnen. Wenn Sie das Kind eurythmisieren lassen, so kommt es in Bewegung und durch den Verlauf dieser Bewegung strömt das Geistige, das in den Gliedern ist, aus den Organen nach oben. Es ist eine Erlösung des Geistigen, wenn ich das Kind eurythmisieren oder singen lasse. Das Geistige, von dem die Glieder strotzen, wird herauserlöst. Das ist der reale Vorgang. Es ist also ein wirkliches Herausholen des Geistigen aus dem Kinde, was ich dabei vollbringe. Und das hat nun wiederum zur Folge, daß, wenn das Kind aufhört solche Übungen zu machen, das Geistige darauf wartet, um Verwendung zu finden. – Ich habe Ihnen dieses gestern in anderer Beziehung klargemacht. – Aber das Geistige wartet auch wiederum darauf, sich zu befestigen. Ich habe das Kind wirklich vergeistigt, indem ich es turnen, eurythmisieren oder singen lasse. Das Kind ist ein ganz anderes Wesen geworden; es hat viel mehr Geistiges in sich. Das will sich aber befestigen; das will beim Kinde bleiben; das dürfen wir nicht ableiten. Und da gibt es das einfachste Mittel: Wir bringen das Kind kurze Zeit, nachdem es eurythmisiert, geturnt oder gesungen hat, ein wenig zur Ruhe. Wir lassen die ganze

Gruppe nur ein wenig ausruhen und versuchen, diese Ruhe, wenn es auch nur ein paar Minuten sein sollten, aufrechtzuerhalten. Je älter die Kinder sind, desto mehr ist das notwendig. Das sollten wir auch berücksichtigen, sonst ist am nächsten Tag doch nicht dasjenige vorhanden, was wir eigentlich brauchen. Es ist nicht gerade das ganz richtig, wenn man die Kinder wieder fortjagt, sondern man soll sie ein wenig in Ruhe sein lassen.

Bei all diesem bildet man im Grunde genommen ein Weltprinzip ab. Die Menschen machen ja alle möglichen Theorien über Materie und Geist. Aber beiden, Materie und Geist, liegt etwas Höheres zugrunde. Und man kann eigentlich sagen: Wenn dieses Höhere zur Ruhe gebracht wird, dann ist es Materie; wenn dieses Höhere in Bewegung gebracht wird, dann ist es Geist. Das können wir, weil es ein sehr hohes Prinzip ist, durchaus auf den Menschen übertragen. Der Mensch erschafft für dasjenige, was in dem Geistigen erlöst wird, auf die Art, wie ich es erzählt habe, ein Schema in sich durch die Ruhe. Das setzt sich ab, und er kann es dann brauchen. Es ist schon gut, so etwas überhaupt zu wissen, weil man dann alles mögliche auch noch bei anderen Dingen findet, um sich in entsprechender Weise den Kindern gegenüber zu benehmen.

Nun handelt es sich darum, diese Dinge noch genauer anzuwenden. Wir haben in der Schule durcheinander Kinder, welche phantasiearm sind, und solche, welche etwas phantasiereicher sind. Wir brauchen dabei nicht gleich zu denken, daß nun die Hälfte der Schulkinder Dichter sind und die andere Hälfte keine Dichter sind. Man bemerkt das weniger an der eigentlichen Phantasietätigkeit als an der Entfaltung des Gedächtnisses. Das Gedächtnis ist ja sehr verwandt der Phantasietätigkeit. Denn wir haben Kinder – und wir sollten das beobachten –, welche die Bilder desjenigen, was sie erlebt, gehört haben, rasch vergessen; die Bilder verschwinden leicht. Und andere Kinder haben wir, bei denen bleiben die Bilder, bilden sich geradezu zu selbständiger Macht aus, und sie kommen ungewollt fortwährend herauf. Es ist gut, zu beobachten, daß es diese zwei Typen gibt. Selbstverständlich gibt es alle möglichen Übergänge. Wenn wir phantasiereiche Kinder vor uns haben, dann bedeutet das nichts anderes, als daß sie ein Gedächtnis haben, das so wirkt, daß die Dinge verwandelt heraufkommen. Aber viel häufiger ist es, daß sie nicht verwandelt heraufkommen, sondern als Reminiszenzen heraufkommen, so daß die Kinder also Gefangene sind desjenigen, was sie aufgenommen haben. Und dann gibt es solche, bei denen alles wiederum verschwindet.

Nun handelt es sich darum, daß wir diese Kindertypen in der entsprechenden Weise zu behandeln wissen. Wir haben ja wirklich die Möglichkeit, eine Kindergruppe in der mannigfaltigsten Weise zu beschäftigen, wenn wir uns eine Routine im besten Sinne des Wortes dafür aneignen, Routine im geistigen Sinn. Und da ist es gut, daß wir bei Kindern, die ein schlechtes Gedächtnis haben, die also die Bilder nicht heraufkriegen, versuchen, daß sie beim Lesen mehr beobachten, daß sie mehr auf das Zuhören des Erzählten Wert legen, während wir bei solchen Kindern, von denen wir sehen, daß sie geradezu Gefangene der Vorstellungen sind, die sie aufgenommen haben, mehr auf das Schreiben, auf das Üben, auf das In-Bewegung-Kommen Rücksicht nehmen. Also, wir sollten geradezu versuchen, eine größere Kindergruppe so zu beschäftigen, daß wir der einen Hälfte, der phantasiearmen Hälfte Gelegenheit geben, das Lesen und das Beobachten zu pflegen. – Natürlich nur *mehr*, die Dinge sind ja alle relativ. – Bei den phantasiereicheren Kindern sollten wir das Malen, das Schreiben besonders pflegen.

Das können wir dann noch weiter ausdehnen. So ist es von ganz besonderer Wichtigkeit, daß man folgendes zum Beispiel beobachtet – wir können uns die Dinge nur allmählich aneignen, weil wir vor dem ersten Jahr nicht alles haben durchnehmen können –: es ist gut, bei phantasiearmen Kindern, also bei denjenigen Kindern, die ihre Bilder nicht leicht heraufbringen, darnach zu trachten, eurythmische Übungen mehr im Stehen machen zu lassen, also vorzugsweise mit den Armen. Bei den phantasiereicheren, die geplagt werden von ihren Vorstellungen, wird es besonders günstig sein, wenn wir den ganzen Körper in Bewegung bringen durch Laufen, Schreiten, Gehen. Da können wir auch durchaus nachhelfen, und das ist außerordentlich wichtig, daß wir solche Dinge wirklich auch beachten. Es ist auch noch das zu sagen, daß besonders das Konsonantische zu üben sehr gut ist für die Kinder, die phlegmatischer sind in bezug auf das Heraufbringen von Vorstellungen, die also die Vorstellungen weniger stark heraufbringen. Und bei denen, die geplagt werden von ihren Vorstellungen, ist es gut, viel Vokalisierendes eurythmisch üben zu lassen. Man kann beobachten, daß beim Vokalisieren der Kinder in der Tat das Heraufgeholtwerden der Vorstellungen aus dem Organismus gerade beruhigt wird, während sie beim Konsonantisieren heraufgeholt werden; so daß man diejenigen, die phantasiearm sind, die also nicht geplagt werden von ihren Vorstellungen, die leicht vergessen, konsonantisch eurythmisieren läßt, die anderen, die geplagt werden von ihren Vorstellungen, vokalisierend eurythmisieren läßt. Wenn man solche Sachen beachtet, kann man viel hineinbringen in eine Kindergruppe.

Dann möchte ich noch erwähnen, daß es auch für das Musikalische sehr gut ist, wenn man sich eine Vorstellung davon verschafft, wie die Kinder eben nach dieser Richtung beschaffen sind, ob phantasiearm, phantasiereich – also mit dieser Übertragung aufs Gedächtnis. Man beschäftigt dann die Kinder, wenn sie phantasiearm sind, also ihre Vorstellungen schwer heraufbringen können, damit, mehr instrumental das Musikalische zu pflegen, während man die Kinder, die phantasiereich sind, also von ihren Vorstellungen leicht geplagt werden, auch im Extrem, mehr singend beschäftigt. Es wäre ja ein Ideal, wenn wir es schon so einrichten könnten – wir brauchten natürlich die nötigen Räumlichkeiten –, daß wir die Kinder gleichzeitig musizierend und singend beschäftigen könnten. Wenn dies Doppelte, das so ungeheuer auf die Kinder wirken könnte, das Anhören des Musikalischen und das Betätigen des Musikalischen, durcheinanderwirkt, so wirkt es ungeheuer harmonisierend. Und man könnte es vielleicht auch dahin bringen, daß man mit dem abwechselte. Das wäre im Unterricht außerordentlich bedeutsam, wenn man die eine Hälfte singen und die andere Hälfte zuhören lassen könnte, und dann wieder umgekehrt. Das ist etwas, was außerordentlich wünschenswert wäre, was gepflegt werden sollte. Denn beim Zuhören des Musikalischen ist es so, daß vor allen Dingen heilend, hygienisch eingewirkt wird auf dasjenige, was der Kopf tun soll an dem menschlichen Organismus; beim selber Singen wird auf alles dasjenige heilend eingewirkt, was der Körper an dem Kopf tun soll. So würden die Menschen viel gesünder werden, wenn man alles das tun könnte, was man im Unterricht tun sollte.

Wir sind uns eigentlich gar nicht stark genug bewußt, wie wir in der Menschheitsentwickelung zurückgekommen sind; die Menschen waren einmal so weit, daß sie die Kinder mehr oder weniger wild haben aufwachsen lassen; daß sie sie gar nicht besonders haben unterrichten lassen. Da hat man nicht eingegriffen in die Freiheit des Menschen, so in die Freiheit eingegriffen, wie wir das tun. Wir fangen an mit 6 Jahren in die Freiheit des Menschen einzugreifen, und müssen, was wir eben gerade dadurch verbrechen, was wir an Freiheit zerstören, dadurch wieder ausbessern, daß wir in der richtigen Weise erziehen. Wir müssen uns klar sein darüber, daß das Wie des Unterrichtens von uns verbessert werden muß, weil wir sonst einem furchtbaren Zustand entgegengehen. Die Leute mögen noch so stark feststellen, wie hoch die Kultur gekommen ist, wie wenig Analphabeten es gibt und so weiter – sie sind doch bloß Abdrücke, Automaten von dem, was in der Schule zubereitet worden ist.

Das müssen wir auch vermeiden, daß wir in den Schulen bloß Abdrücke zubereiten. Wir müssen den Menschen trotzdem zu seiner Individualität kommen lassen. Besonders wichtig werden solche Dinge, wenn wir gewissermaßen künstliche Dinge entwickeln, also sagen wir bei allen Formen des auswendig Aufsagens. Das auswendig Aufsagen ist ja keine ganz einfache Sache. Das auswendig Aufsagen bedeutet einen Weg, der den Inhalt, den sich das Kind aneignet, von dem Geistig-Seelischen zum Leiblich-Physischen hinüberbringt. Es ist der Inhalt dem Kinde zuerst geistig-seelisch beigebracht worden. Es muß ja dasjenige verstehen, was es auswendig lernt, denn ich brauche nicht über das Auswendiglernen zu sprechen, wenn das Kind nicht einmal versteht, was es auswendig lernt. Zuerst ist also dieses Verstehen da. Aber indem es wirklich auswendig lernt, kommt es dazu, die Sache immer mehr mechanisch, leiblich-physisch zu machen. Und dies ist ein Weg, der den Inhalt des zu Lernenden zunächst ins Subjektive holt und ihn dann hinüberbringt ins Objektive. In dieser Sache muß man aber auch wahr sein. Man muß, indem dieser Inhalt in das Objektive hinübergeleitet wird, das Kind anhalten, sich selber zuzuhören. Man muß das Kind aufmerksam machen darauf, daß es sich selber etwas zuhört. Man muß es dazu bringen, daß es in demselben Maße, in dem der Inhalt hergesagt wird, immer mehr und mehr lernt, sich selbst zuzuhören. Das kann man dadurch erreichen, daß man das Kind anleitet, zum Beispiel die Laute, die es hervorbringt, wirklich bei sich selber zu unterscheiden. Man sagt zu dem Kinde: Es ist dasjenige, was du aufsagst, wie um dich herum, du kannst das auch hören. – Man muß probieren, daß man das dem Kinde beibringen kann, daß es sich selbst zuhört. Aber das allein genügt nicht. Da ist noch etwas ganz anderes notwendig. Man wird es niemals dazu bringen, daß das Kind richtig den Übergang findet zwischen dem Gedanklich-vorstellungsmäßig- oder Empfindungsgemäß-Haben des Inhaltes und dem Auswendiggelernten, wenn man nicht versucht, bevor das Auswendiglernen eintritt, die Sache sehr stark gefühlsmäßig dem Kinde beizubringen. Es darf einfach nichts bis zum Auswendiglernen getrieben werden, von dem das Kind nicht in allen Details ein deutliches Gefühl, eine scharfe Empfindung hat; und zwar vor allen Dingen eine Empfindung, die es ihm ermöglicht, sich in der richtigen Weise zu dem Inhalt zu verhalten.

Betrachten wir einen extremen Fall. Denken wir an ein Gebet; da soll das Kind angehalten werden, wenn es ein Gebet lernen soll, beim Inhalt in eine Art verehrungsvolle Stimmung hineinzukommen. Und wir müssen dafür sorgen, daß das Kind zuerst in diese verehrungsvolle Stimmung kommt. Wir müssen davor zurückbeben, dem Kinde ein Gebet beizubringen, wenn wir ihm nicht zuerst die andachtsvolle Stimmung beibringen. Dabei darf das Kind dann niemals das Gebet aufsagen, ohne daß es die andachtsvolle Stimmung hat. Also wir sollen das Kind nicht ein niedliches, hübsches Gedicht aufsagen lassen, ohne daß wir ihm vorher das leise Lächeln, ein Erfreutsein und Entzücktsein erweckt haben; nicht es ihm befehlen, aber es an dem Inhalt selber erwecken. Und so in allem.

Es ist nach und nach an der Menschheit furchtbar viel verdorben worden. Sie haben das vielleicht, da man ja in dieser Beziehung etwas vernünftiger geworden ist, nicht mehr so erlebt. Aber die Menschen, die heute älter sind, haben es erlebt, daß man sie hat zum Beispiel

Dinge auswendig lernen lassen, die nie auswendig gelernt werden sollten. Geschichte ist so beigebracht worden, daß die Kinder sie auswendig gelernt haben. Ich habe noch gesehen, wie Gymnasiallehrer Kinder das Geschichtsbuch haben mitbringen lassen, dann ist ein Abschnitt gelesen worden, der dann abgefragt worden ist. Die Kinder haben ihn dann einfach auswendig gelernt. Ich habe gehört, es soll ein ausgezeichneter Schüler gesagt haben: Der Kar von Jerusalem. – Das hat sich tatsächlich ereignet, statt: Der Zar von Rußland – hat er gesagt: Der Kar von Jerusalem. – Das hat für ihn nichts ausgemacht, so stark war er im Hersagen drinnen. Dergleichen Dinge sind viele vorgekommen. Vieles von dem, was gerade zur Dekadenz geführt hat, kam von dieser Seite, daß die Dinge, wie Geographie und Geschichte, einfach haben auswendig gelernt werden müssen.

Es ist notwendig, daß das, was mit Recht auswendig gelernt wird, Gebete, Gedichte und so weiter in einer solchen Weise präpariert wird, daß der Gefühlsanteil, den das Kind nehmen muß, wenn es sich selber zuhört, da ist. Es muß geradezu das Kind beim Gebet das Gefühl haben: Du gehst jetzt über dich hinaus, du sagst etwas, wobei du über dich hinausgehst. – Und so muß es bei allem Anmutigen und Schönen sein.

Das hat aber seine durchaus körperlich-physische Bedeutung, denn jedesmal, wenn wir dem Kinde etwas beibringen, was einen tragischen oder erhabenen Charakter hat, wirken wir im Grunde genommen auf seinen Stoffwechsel. Jedesmal, wenn wir dem Kinde etwas beibringen, was einen niedlichen, anmutigen Charakter hat, jedesmal dann wirken wir auf seinen Kopf, auf sein Sinnes-Nervensystem. Und wir können in dieser Beziehung hygienisch vorgehen. Wenn wir zum Beispiel ein Kind haben, das, sagen wir, sehr leichtfertig ist, das also immerfort Sensationen haben will, dann versuchen wir, dieses Kind dadurch zu kurieren, daß wir in ihm die Stimmung erzeugen, die es beim Auswendiglernen haben muß bei Erhabenem, Tragischem. Schon auf diese Weise kommen wir dann dem Kinde bei. Und wir müssen auf solche Dinge im Unterricht durchaus Rücksicht nehmen.

Das alles werden Sie dann erreichen, wenn Sie selber in der richtigen Weise zum Unterricht stehen, das heißt, wenn Sie sich doch immer wiederum vor die Aufgabe stellen, zu versuchen, ab und zu geradezu meditativ sich innerlich, wenn auch kurz die Frage zu beantworten: Was gibst du eigentlich dem Menschen dadurch, daß du ihm Geschichte, Geographie und so weiter beibringst? – Sich aufklären über dasjenige, was man eigentlich tut, das ist für den Lehrer ganz besonders notwendig. Wir haben ja in der mannigfaltigsten Weise über dasjenige gesprochen, was man durch Geschichte, Geographie und so weiter dem Kinde zu sagen hat. Mit solchen Dingen muß man nicht zufrieden sein, wenn man sie weiß, sondern man muß sie sich kurz meditierend vor die Seele rufen. Weiß zum Beispiel der Eurythmielehrer, daß er den Geist aus den Gliedern des Kindes erlöst, weiß derjenige, der Lesen lehrt, daß er das Geistige verleiblicht, verkörpert, und macht er sich das immer klar, sieht er gewissermaßen, wie, wenn er falsch liest oder Langweiliges dem Kinde beibringt, das Kind immer mehr und mehr zu einer Stoffwechselkrankheit hinneigt, fühlt er, daß er den späteren Diabetiker erzeugt dadurch, daß er das Kind Langweiliges herunterlesen läßt: dann fühlt er die richtige Verantwortung. Sie erzeugen Diabetiker, Zuckerkranke, wenn Sie das Kind fortwährend über das Maß hinaus mit langweiligem Lesen beschäftigen. Sie erzeugen Menschen, die sich im Leben verlieren, wenn Sie den erlösten Geist sich nicht wieder beruhigen lassen nach einer körperlichen oder gesanglichen Übung.

Das sind die Dinge, die bei dem Lehrer ganz besonders notwendig sind: sich zuweilen zu überlegen, was er eigentlich tut. Und es ist das nun durchaus nicht ein niederdrückendes Gefühl; denn der Lehrer, der viel mit Lesen zu tun hat, wird dadurch zum Gefühl kommen, daß er eigentlich fortwährend etwas verkörpert, daß er an der menschlichen Körperlichkeit arbeitet und damit Menschen stark oder schwach auch in bezug auf die Physis in die Welt setzt. Der Handarbeits- oder Handfertigkeitslehrer wird sich sagen können, er arbeitet ganz besonders am Geiste. Wenn wir in der richtigen Weise mit dem Kinde stricken und Dinge machen, die Sinn haben, oder durch Handfertigkeitsunterricht Dinge machen, die Sinn haben, dann arbeiten wir wirklich oftmals mehr am Geiste, als wenn wir den Kindern das beibringen, was man für das Geistige hält.

Nach dieser Richtung kann man ja ganz besonders viel tun. Denn gegenwärtig liegt es ein bißchen schon in der Artung, daß die Kinder im Handarbeitsunterricht vieles verkehrt machen. Man kann nach dieser Richtung hin ganz besonders günstig wirken. Ich habe es doch gleich bemerkt, wie die Kinder bei uns in Dornach Kissen gestickt haben, kleine Polster, auf die das und das darauf gemacht wird. Man müßte dafür sorgen, daß das wirklich Kissen werden. Es ist doch kein Kissen, wenn man auf ein Pölsterchen etwas Beliebiges darauf stickt. Man muß es dem darauf Gestickten ansehen, daß man sich darauf legen kann, daß sich ein Ohr darauf legen kann. Die Kinder scheinen ganz besonders solche Hauben, die man auf Tee- und Kaffeekannen setzt, gerne zu machen. Aber sie müssen das dann so machen, daß das auch darauf eingerichtet ist. Wenn ich es unten aufmache, so muß das, was ich mit den Händen ausführe, sich in der Zeichnung fortsetzen. Ich muß der Zeichnung ansehen, daß es da aufgemacht werden muß. Das Kind ist durch die Verhältnisse so verdorben, daß es da unten, wo es aufgemacht werden soll, eine Zeichnung hinmacht, die so geht:

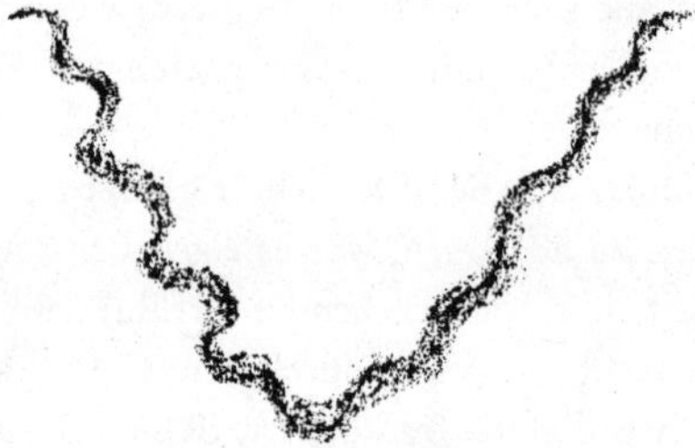

Ja, das ist ja verkehrt. Man muß der Zeichnung ansehen, wo aufgemacht wird und wo zu ist, wo man nicht aufmachen kann. Ebenso ist es notwendig, daß das Kind wird unterscheiden lernen müssen, daß etwas, was um den Hals genommen wird, wenn es mit Bändchen benäht wird, so sein muß, daß das nach unten weiter wird und nach oben schmäler. Wenn ein Gürtel gemacht wird, so muß man es dem gleich ansehen, daß er sich nach beiden Seiten zugleich öffnet, daß in der

Mitte die Zeichnung am breitesten ist. Es ist so, daß die Kinder sich überall in die Formen hineinfinden sollen.

Gerade da kann ungeheuer viel bewirkt werden, und dabei erreichen Sie nur etwas, wenn Sie wirklich nicht auf das Auge hin arbeiten, sondern wenn Sie das im Gefühl erzeugen. Sie müssen das im Gefühl erzeugen, daß das Kind die Zeichnung so haben will, daß es gewissermaßen fühlt: es macht das unten auseinander und es drückt von oben, es strebt von oben nach unten. Man muß das ins Gefühl verwandeln; man muß in die Hand hineinbringen, was auch mit der Hand gearbeitet werden soll. Im Grund genommen ist der Mensch auch dabei durchaus ganz beteiligt mit seinem Wesen, und er denkt mit dem ganzen Leibe. Man muß also durchaus versuchen, daß da die Dinge gefühlt werden. Im Handarbeitsunterricht muß auf das Gefühl hingearbeitet werden. Es muß gewissermaßen das Kind, wenn es eine Ecke sticken soll, das Gefühl haben: Die Ecke muß so gestickt werden, daß ich, wenn ich dahinterfahre, nicht durch kann. – Wenn es anders ist, wenn man durch kann, dann muß dazu etwas gehören, dem man eben ansieht: da kann man durch. So muß es schon gemacht werden. Da kann der Handarbeitslehrer schon sagen: Ich mache die Sache so, indem ich gerade an der geistigen Betätigung des Kindes ganz besonders betätigt bin. Es braucht sich niemand durch irgendeine Partie des Unterrichtes zurückgesetzt fühlen.

FÜNFTER VORTRAG

Stuttgart, 16. Juni 1921

Wir wollen uns heute einmal die Charakteristik des vierzehn-, fünfzehnjährigen Kindes vor die Seele führen, um dann in den nächsten Tagen dasjenige aufzubauen, was mehr in pädagogisch-didaktischer Hinsicht für diese Kinder in Betracht kommt. Dabei wollen wir nicht bloß auf dasjenige Rücksicht nehmen, was die Lehre und Erziehung dieses Kindesalters betrifft, sondern auch dasjenige ins Auge fassen, was die ganze Schule betrifft.

Wir wissen aus der anthroposophischen Erkenntnis heraus, daß diese Zeit diejenige ist, in der der astralische Leib des Kindes erst so recht geboren wird, das heißt, zu seiner besonderen Geltung kommt. Geradeso wie der physische Leib vorzugsweise wirksam ist, und zwar in zunehmender Wirksamkeit, von der Geburt bis zum 7. Jahre ungefähr, so ist nach dem 7. Lebensjahre bis zum 14., 15. Jahr der Ätherleib in Wirksamkeit und dann der astralische Leib, der aber natürlich seinerseits in einer besonderen Verbindung ist mit dem Ich, das ja erst nach dem 20. Jahre zur vollständigen Wirksamkeit kommt.

Es ist dieses Lebensalter von 14, 15 Jahren ein besonders wichtiges für die kindliche Entwickelung. Daß es besonders wichtig ist, können Sie ja daraus entnehmen, daß gewissermaßen eine losere Verbindung ist zwischen dem astralischen Leib und dem Ätherleib und dem physischen Leib. Jede Nacht, wenn wir schlafen, gehen wir mit unserem astralischen Leib und Ich aus unserem Ätherleib und physischen Leib heraus, so daß gewissermaßen enger zusammengebunden sind physischer Leib und Ätherleib auf der einen Seite und astralischer Leib und Ich auf der anderen Seite, während lose verbunden sind, weil sie jeden Tag getrennt und zusammengefügt werden, astralischer Leib und Ätherleib auf der einen Seite und Ich und physischer Leib auf der anderen Seite.

Damit hängt zusammen, daß der Übergang für den Menschen, wie er um das 14. und 15. Jahr liegt – bei Mädchen sogar etwas früher –, andersartiger Natur ist als der, der um das 7. Jahr liegt. Mit dem

Zahnwechsel, mit dem Erlangen des volksschulmäßigen Lebensalters hat man es mit einem Verhältnis zu tun, das sich gewissermaßen ganz objektiv in dem leiblich-physisch Äußeren des Menschen abspielt, in demjenigen, was sich jeden Tag ohnedies als ein Objektives absondert, wenn der Mensch in den Schlafzustand kommt. Mit dem Übergang durch das sexuelle Reifwerden hat man es mit etwas zu tun, worin der Mensch sein ganzes Subjektives, sein Ich und seinen astralischen Leib in ein Verhältnis bringt zu einem Objektiven, zu seinem Ätherleib und zu seinem physischen Leib. Daher hat man es bei diesem Übergang in der Lebensentwickelung mit etwas zu tun, das in ganz anderer Weise auch in die seelische Entwickelung eingreift als der Übergang beim Zahnwechsel. Der Übergang beim Zahnwechsel ist so, daß eine physisch-ätherische Verbindung vor sich geht. Die wirkt dann auf das Subjektive. Bei dem Übergang durch das Geschlechtlich-reif-Werden bleibt in einer gewissen Beziehung das Physisch-Ätherische für sich, wie es ist, und auch das Astralische mit dem Ich bleibt, wie es ist, aber es entsteht in gewissem Sinn ein andersartiger Verkehr zwischen den beiden, so daß nach beiden Seiten hin gleichmäßig teilnimmt an dem Übergang sowohl das Physisch-Leibliche und das Ätherische, wie dasjenige, was Ich und astralischer Leib ist. Dieses aber ist ein Vorgang, an dem der Mensch auch mit seinen innerlich subjektiven Eigenschaften unmittelbar beteiligt ist.

Daher sehen wir, wie nach dem Geschlechtsreifwerden in der Tat starke Charakterveränderungen in der menschlichen Entwickelung vor sich gehen. Diese Charakteränderungen werden ja auch äußerlich bemerkbar. Nicht nur, daß das auch im allgemeineren auftritt, was das Reifwerden zur Liebe ist, die ja nicht gleich in ihrer vollen sexuellen Form auftritt, sondern mehr in einer allgemeinen Form, so daß sich das Kind zu einem anderen Kind in einer innigen Weise hingezogen fühlt. Wir sehen insbesondere die Knaben- und Mädchenfreundschaften in der Weise sich ausbilden, die am Anfang noch nicht viel mit dem Sexuellen zu tun haben, die aber bezeugen, daß überhaupt die Entwickelung der Liebekraft, der Kraft zur Neigung für den Nebenmenschen in einer bewußteren Weise in die menschliche Entwickelung eintritt.

Und wir sehen dann, wie äußerlich bemerkbar wird, daß eigentlich sowohl bei Knaben wie bei Mädchen in diesem Lebensalter etwas auftritt, was einem aus der bisherigen individuellen Entwickelung oftmals ziemlich unerklärlich ist, was oftmals sogar sehr stark dem bisherigen individuellen Charakter widerspricht, was aber ein gewisses Gemeinsames, ein Allgemeines aufweist, und was mit dem sexuell Reifwerden beginnt. Wir sehen, wie dasjenige auftritt, was wir bei Knaben – in anderer Form ist es bei Mädchen vorhanden – die Lümmeljahre und die Flegeljahre nennen. Diese Lümmel- und Flegeljahre haben durchaus ihren Ursprung in diesem zum besonderen inneren Erfühlen kommenden astralischen Leib, der das Ich in sich schließt, das aber noch nicht zur vollen Entfaltung gekommen ist, und in dem Ringen, um in das richtige Verhältnis zum Erleben des Systems des Physischen und dadurch zur ganzen Umgebung zu kommen. Gerade weil es ein Aufsuchen eines Verhältnisses zwischen dem Objektiven und Subjektiven ist, gerade deshalb ist ein gewisses Ringen vorhanden. Und dieses Ringen drückt sich dadurch aus, daß der Mensch in diesem Lebensalter gewissermaßen das verleugnet, was er bisher entwickelt hat. Man erkennt manchmal die Kinder nicht wieder, wenn bei ihnen das Lümmel- oder Flegelalter eingetreten ist.

Jeder kennt ja die äußeren Merkmale des Lümmel- und Flegelalters, und daher brauche ich sie nicht weiter im Detail zu schildern. Aber wir müssen sie ihrem Wesen nach doch genau betrachten, weil sie für die Erziehung und für den Unterricht eine außerordentlich große Bedeutung haben. Was sich nun zunächst geltend macht, das ist, daß beim Mädchen der astralische Leib eine größere Bedeutung hat als beim Knaben. Der astralische Leib hat durch das ganze Leben hindurch beim weiblichen Geschlecht eine größere Bedeutung als beim männlichen Geschlecht. Die ganze weibliche Organisation ist ja durch den astralischen Leib mehr nach dem Kosmos hin organisiert. Durch die weibliche Natur enthüllt und offenbart sich vieles, was eigentlich Geheimnisse des Kosmos sind. Der astralische Leib der weiblichen Natur ist in sich differenzierter, wesentlich reicher gegliedert als der astralische Leib des Mannes, der in einer gewissen Weise ungegliederter, undifferenzierter, gröber ist. Dagegen entwickelt sich das Mädchen zwischen dem 13., 14. und 20., 21. Jahr so, daß sein Ich in einer starken Weise beeinflußt wird von dem, was sich im astralischen Leib gestaltet. Man sieht, wie beim Mädchen das Ich allmählich, man möchte sagen, aufgesogen wird von dem astralischen Leib, so daß dann, wenn das 20., 21. Jahr eintritt, beim Mädchen eigentlich ein starker Gegendruck stattfindet, eine starke Anstrengung, zum Ich zu kommen.

Beim Knaben ist das wesentlich anders. Beim Knaben saugt der astralische Leib das Ich viel weniger ein. Es bleibt das Ich zwar verborgen. Es ist noch nicht recht wirksam, aber es bleibt doch, ohne daß es stark beeinflußt wird von dem astralischen Leib, zwischen dem 14., 15. und 20. und 21. Jahr bestehen, so daß der Knabe durch dieses Bestehenbleiben des Ich, Nichtaufgesogenwerden des Ich und doch wieder Nichtselbständigsein des Ich viel leichter in diesem Lebensalter ein Duckmäuser wird als das Mädchen. Das Mädchen bekommt viel leichter in diesem Lebensalter etwas Freies, etwas, was auf äußeres Auftreten hingeht, als der Knabe. Und bei eigentlich tieferen Knabennaturen bemerken wir, daß durch dieses besondere Verhältnis des Ich zum astralischen Leib in diesem Lebensalter etwas auftritt, wie oftmals eine Art Sich-Zurückziehen im Leben. Gewiß, man sucht Freunde, man sucht Anschluß; aber man hat das Bedürfnis, sich mit ganz besonderen Gedanken oder Empfindungen in sich etwas verkriechen zu können. Das ist das Charakteristische gerade bei tieferen Knaben, daß sie sich in diesem Lebensalter gern etwas in sich verkriechen, und man wird als Erzieher, auch als Erzieherin natürlich, außerordentlich gut auf solche Knabennaturen wirken, wenn man sich darauf einläßt, auf das besondere Geheimnis, möchte ich sagen, das eigentlich jede tiefere Knabenseele hat, in einer eigentlich zarten Weise einzugehen; wenn man nicht zu stark daran tippt, aber in einer gewissen Weise sich darauf einläßt, gewissermaßen durch das ganze Benehmen zeigt, daß man so etwas voraussetzt. Es ist schon etwas von einer gewissen Liebe zum Zurückziehen in sich selber. Und wenn diese Liebe zum Zurückziehen in sich selber bei Knaben nicht auftritt in diesem Alter, so muß man eigentlich vorsichtig sein. Bei Knaben, bei denen dieses deutliche oder leise Zurückziehen nicht vorhanden ist – für den gründlichen Erzieher ist es schon zu bemerken –, muß man achtgeben. Da muß man sich sagen: da ist etwas, was man aufsuchen muß, was nicht ganz richtig ist, was im späteren Leben zu Schwierigkeiten oder Abnormitäten führen könnte.

Beim Mädchen – die Dinge sind ganz fein unterschieden, aber man muß sich eine gewisse Beobachtungsgabe für diese Dinge aneignen – ist das ganz anders: beim Mädchen wird das Ich mehr oder weniger vom Astralischen aufgesogen. Dadurch lebt das Mädchen weniger nach innen hinein; es lebt mehr in den Ätherleib hinein dasjenige, was vom Ich durchdrungener astralischer Leib ist. Es lebt sich sehr stark in den Ätherleib, damit sogar in die ganze Handhabung, in die äußere Beweglichkeit hinein. Und man bemerkt gerade bei richtigen Mädchennaturen, bei einer richtigen Entwickelung, daß das Mädchen in dieser Zeit in einer gewissen Weise wacker wird, fest wird in seinem Auftreten, die Persönlichkeit betont, sich hinstellt, nicht in sich zurückzieht. Das Naturgemäße ist das franke und freie Hintreten vor die Welt, das sich sogar, wenn es sich mit etwas egoistischen Gefühlen paart, zum Sich-Zeigenwollen in der Welt wird, zum Sich-Zeigenwollen namentlich in bezug auf den Charakter und in bezug auf seine ganze Eigenart. Es ist durchaus charakteristisch gerade für das Mädchenwesen in dieser Zeit, daß das Mädchen ein freies Auftreten hat, daß es einen Wert darauf legt, zu zeigen, welches sein Wert ist. Im Extrem artet das dann zur Koketterie und zur Eitelkeit aus, zur Sucht, nicht nur durch sein Seelisches sich zu zeigen, sondern auch durch das, was man äußerlich sich anhängt. Es ist außerordentlich interessant zu beobachten, wie von dem 14., 15. Jahr an gerade das, was dann in trivialem Sinn zur Putzsucht wird, in feinem ästhetischem Sinn beim Mädchen in diesem Lebensalter auftreten kann. Das alles ist durchaus eine Folge des besonderen Verhältnisses, in das der astralische Leib mit dem aufgesogenen Ich zu dem Ätherleib tritt, was dann namentlich so auftritt nach außen: der Gang wird anders, die Haltung wird anders, der Kopf wird freier gehalten, im Extrem wiederum hochnäsig und so weiter. Diese Dinge sollte man tatsächlich mit einem gewissen künstlerischen Sinn beobachten.

Wenn man auf diese Differenzierung von Knaben und Mädchen hinschaut, wird man es verstehen, daß man dann, wenn man also die

Wohltat einer Erziehung hat, welche Knaben und Mädchen beieinander behandelt, gerade durch das taktvolle Nebeneinanderbehandeln außerordentlich viel erreichen kann.

Der seiner Aufgabe bewußte Lehrer oder die Lehrerin werden durchaus, auch wenn sie Knaben und Mädchen nebeneinander haben, trotzdem zwischen beiden in einer gewissen Weise differenzieren. So muß man auch differenzieren in bezug auf dasjenige, was in diesem Lebensalter ganz besonders wichtig wird, das ich eben jetzt charakterisierte, nämlich in bezug auf die Art und Weise, wie sich überhaupt das Subjektive im Verhältnis zur Außenwelt gestaltet hat; denn man soll ja in diesem Lebensalter das Subjektive zum eigenen Leibe, ätherischen Leib und physischen Leib in ein Verhältnis setzen. Das setzt voraus, daß man überhaupt zur Außenwelt ein entsprechendes Verhältnis gewonnen hat. Und darauf hin kann man schon die ganze Schulzeit hindurch arbeiten. Es geht also durchaus dasjenige, was für dieses Lebensalter wichtig ist, die ganze Schulzeit hindurch den Lehrer und die Lehrerin an. Wir müssen ja in der Zeit, während wir unterrichten, auch darauf sehen, daß die Kinder Empfindungen bekommen, erstens von religiösmoralischer Art – das ist ja etwas, was oftmals besprochen worden ist – und auch, daß die Kinder gewisse Empfindungen, Vorstellungen bekommen, die sich auf das Schöne, auf das Künstlerische beziehen, auf das ästhetische Auffassen der Welt. Das wird besonders wichtig im 13., 14., 15. Lebensjahre, daß wir solche Empfindungen und Vorstellungen die ganze Schulzeit hindurch in dem Kinde anregen.

Denn ein Kind, in dem keine Schönheitsempfindungen angeregt sind, das nicht erzogen ist zu einer ästhetischen Auffassung der Welt, ein solches Kind wird in diesem Lebensalter sinnlich und vielleicht sogar erotisch. Es gibt kein besseres Mittel, die Erotik auf das richtige Maß zurückzuschrauben als eine gesunde Entwickelung des ästhetischen Sinnes für das Erhabene und Schöne in der Natur. Wenn Sie die Kinder dazu anleiten, die Schönheit und den Glanz von Sonnenaufgang und Sonnenuntergang zu empfinden, die Schönheit der Blumen zu empfinden, wenn Sie sie anleiten dazu, die Erhabenheit eines Gewitters zu fühlen, kurz, wenn Sie den ästhetischen Sinn ausbilden, dann tun Sie viel mehr, als mit den manchmal fast bis zum Blödsinn getriebenen sexuellen Unterweisungen, die man heute dem Kinde nicht früh genug beibringen kann. Schönheitsempfindung, ästhetisches Gegenüberstehen gegenüber der Welt, das ist dasjenige, was die Erotik auf das gehörige Maß zurückschraubt. Der Mensch kommt immer wieder dadurch, daß er die Welt als schön empfindet, eben gerade dahin, auch seinem eigenen Leib gegenüber in einer freien Weise dazustehen, nicht von ihm drangsaliert zu werden, worin eigentlich die Erotik besteht.

Dann ist es in diesem Lebensalter von ganz besonderer Wichtigkeit, daß das Kind gewisse moralische, religiöse Empfindungen entwickelt hat. Diese moralischen und religiösen Empfindungen sind ja auch immer stärkend und kräftigend für das Astralische und das Ich. Das Astralische und das Ich werden schwach, wenn die religiösen und moralischen Empfindungen und Impulse schwach entwickelt werden. Das Kind wird schlapp, das Kind wird wie körperlich auch gelähmt, wenn das nicht gemacht wird. Und das sieht man dann insbesondere hervortreten, wenn dieses Lebensalter eintritt, von dem wir jetzt sprechen. Auch der Mangel an solchen moralischen und ethischen Impulsen äußert sich in einer Unregelmäßigkeit im sexuellen Leben.

Nun muß man aber der Differenzierung zwischen Knaben und Mädchen in einer gewissen Weise Rechnung tragen schon im ganzen Hintendieren gegen das Lebensalter, von dem wir jetzt sprechen. Man muß sich bemühen, die moralischen, ethischen Empfindungen beim Mädchen so zu gestalten, daß sie in einem gewissen Sinn auf das Ästhetische hinzielen. Besonders Rücksicht muß man darauf nehmen, daß dem Mädchen das Sittliche, Gute und das Religiöse vorzüglich gefällt, daß das Mädchen einen ästhetischen Genuß hat an dem Sittlichen, Guten und an dem Religiösen, an demjenigen, was es als religiöse Vorstellung aufgenommen hat. Das Mädchen soll Gefallen haben an der übersinnlichen Durchsetztheit der Welt, und es soll besonders reichlich versehen werden in seiner Phantasie mit Bildern, welche das Durchgöttlichtsein der Welt ausdrücken, und welche das Schöne ausdrücken, was am Menschen ist, wenn er ein guter, ein sittlicher Mensch ist.

Beim Knaben ist es notwendig, daß wir in ihm Vorstellungen erwecken, welche mehr nach der Kraft hintendieren, die im religiösen Leben und im Ethischen wirkt. Beim Mädchen sollen wir das Religiöse und Sittliche bis ins Auge treiben, beim Knaben vorzugsweise das Religiöse und Schöne in die Beherztheit hineintreiben, eben in das Kraftgefühl, das aus ihnen ausstrahlt. Natürlich dürfen wir die Dinge nicht ins Extrem treiben und glauben, daß wir das Mädchen bloß zu einer ästhetischen Katze erziehen sollen, die alles bloß ästhetisch ansieht, und den Knaben bloß zu einem Rüpel erziehen sollen, was ja dann entsteht, wenn wir seinen Egoismus aufstacheln durch allerlei von Kraftgefühl, das wir ja erwecken sollen, aber in Anlehnung an das Gute, das Schöne und Religiöse.

Wir müssen verhindern, daß das Mädchen oberflächlich wird, ein falscher Schönheitsgeist wird in den Lümmel- und Flegeljahren. Und beim Knaben müssen wir verhindern, daß er in den Lümmel- und Flegeljahren ein Rüpel wird. Das ist dasjenige, was nach beiden Seiten hin gewissermaßen droht. Und man muß wissen, daß diese Tendenz nach der einen und anderen Seite hin durchaus vorhanden ist, so daß wir wirklich die ganze Volksschulzeit hindurch Rücksicht nehmen müssen, beim Mädchen vieles dahin zu lenken, daß ihm das Gute gefällt, daß ihm das Religiöse auch einen gewissen ästhetischen Eindruck macht, während wir beim Knaben dahin wirken sollen, daß wir ihm immer beibringen: Sieh einmal Junge, wenn du das tust, dann straffen sich deine Muskeln, dann wirst du ein tüchtiger Kerl. – Das Durchgöttlichtsein muß beim Knaben auf diese Weise sogar rege gemacht werden.

Nun, die besonderen Eigenschaften, die da auftreten, sind tatsächlich sehr fein in der Menschennatur begründet. Wenn wir das Mädchen betrachten: das Ich wird aufgesogen durch den astralischen Leib. Natürlich ist das alles etwas radikal und extrem gesprochen, aber gerade so können Sie sich das gut vorstellen. Es ist etwas in diesem Vorgang im Seelisch-Geistigen, das wir mit dem Erröten vergleichen können, mit dem physischen Erröten. Eigentlich ist die ganze Entwickelung in dieser Zeit ein seelisch-geistiges Erröten. Dieses Hineindringen des Ich in den astralischen Leib ist eine Art Erröten. Beim Knaben ist es anders. Beim Knaben ist das Ich unregsamer, aber es saugt sich nicht auf, und wir haben es mit einem geistig-seelischen Blaßwerden zu tun. Das ist sehr deutlich zu bemerken. Es ist das immer vorhanden.

Wir dürfen uns da nicht durch das Physische täuschen lassen. Wenn das Mädchen bleichsüchtig wird, so entspricht das ganz dem, daß es seelisch-geistig errötet. Wenn der Knabe ein besonderer Lümmel wird und daher oftmals angeregt wird, so widerspricht das dem nicht, daß er seelisch-geistig erblaßt.

Das ist im Grunde genommen ein Ausdruck der Menschennatur für dasjenige, was da in einer den ganzen Menschen in Anspruch nehmenden Weise auftritt: für das Schamgefühl. Das Schamgefühl ist dasjenige, was die ganze Menschennatur durchzieht; das Schamgefühl, das darin besteht, daß der Mensch fühlt: er muß jetzt etwas in sein individuelles Dasein hineinnehmen, was er der Welt nicht enthüllt; er muß Geheimnisse in sich tragen. Das ist ja das Wesen des Schamgefühls. Und das tritt bis in die allerunbewußteste Phase des seelisch-geistigen Lebens hinein auf.

Wenn wir als Erzieher und Lehrer die Empfindung in uns tragen, so etwas überhaupt nur für uns selber, in unserem eigenen Seelenleben zu respektieren, wenn wir an Knaben und Mädchen mit jener Zartheit vorbeigehen, welche das innerlich ruhende Schamgefühl respektiert, wirkt das schon. Da bedarf es nicht der Worte, da zeigt sich die unausgesprochene Wirkung des einen Menschen auf den anderen, beim bewußten durch die Kinderschar Durchgehen mit dem Gefühl, es ist etwas in ihnen, was sie wie eine unaufgeschlossene Blume aufbewahren wollen. Das ist von ungeheurer erzieherischer Wirkung, daß man schon bloß mit dieser Empfindung lebt.

Und nun ist das ja besonders merkwürdig, daß alle diese äußeren Offenbarungen des kindlichen Lebensalters dieser Zeit im Grunde genommen trotzdem nur ein fast bis ins Gegenteil hinein modifiziertes Schamgefühl sind. Das Mädchen, das im Schamgefühl seelisch-geistig errötet, das sein eigentliches Wesen verbirgt, tritt forsch auf, zeigt sich, läßt die Welt sein Gesicht anschauen und so weiter. Es ist ja gerade das das Eigentümliche der Menschennatur, daß der Mensch zu dieser Zeit im Äußeren das Gegenteil von dem vollbringt, was in seinem Inneren angelegt ist. Das forsche, das wackere Auftreten, das Sich-Zeigen, das Sich-nichts-Gefallenlassen, das Pochen: gerecht muß ich behandelt werden. Derjenige, der jemals in einem Pensionat erzogen hat, wird wissen, wie die Mädchen anfangen: Das lassen sie sich nicht gefallen, gerecht müssen sie behandelt werden. – Sie können nun frei hintreten: Sie werden es ihm schon geben. – Sie haben ihre Gedanken: Und so braucht man uns nicht –. Dieses alles, was da auftritt, ist durchaus im Grunde genommen nur, ich möchte sagen, die Rückseite von demjenigen, was tief in ihrem Seelenleben als eine Art von Schamgefühl noch ganz unbewußt ruht.

Und beim Knaben: das Lümmelwesen in der ersten Zeit dieses Lebensalters und das Flegelwesen in der zweiten Zeit dieses Lebensalters, also das Lümmel- und Flegelwesen, das so stark auftritt, ist auch nichts anderes als das: man will das, was man ist, nicht in die Außenwelt tragen. Man sucht einen Anschluß an die Außenwelt. Man bewegt sich daher möglichst ungelenk, man lümmelt sich hin; man ist nicht so, wie man ist, man ist eben anders. Das sollte man durchaus berücksichtigen, daß der Knabe in diesem Lebensalter durch seine Besonderheit anders ist, als er ist. Er macht jetzt ganz äußerlich nach. Während das Kind in den ersten sieben Jahren natürlicher Nachahmer ist, macht er es nun dem nach und jenem. Es gefällt ihm ganz besonders, wenn das, was die anderen vormachen, sich besonders geltend macht. Er geht so wie ein anderer Mensch. Er formt an der Rede wie ein anderer Mensch, ist grob wie ein anderer Mensch. Er bemüht sich fein zu sein wie ein anderer Mensch. Es ist dieses ein Anschlußsuchen an die Welt, was hier besonders während der Lümmel- und Flegelzeit zum Ausdruck kommt. Und es ist im Grunde genommen das Sich-Genieren, sein eigenes Wesen ganz der Welt zu enthüllen, das Sich-Zurückziehen in sich selber, das einen anders erscheinen läßt, als man ist.

Die schlechteste Behandlung ist die, wenn der Erzieher in dieser Zeit gegenüber dem Lümmel- und Flegelwesen keinen Humor hat; denn es muß tatsächlich gerade dem Knaben gegenüber in dieser Zeit eine Art Humor vorhanden sein, die darin besteht, daß man auf der einen Seite auf die Sache eingeht, und auf der anderen Seite doch wiederum zeigt, daß man die Sache nicht ganz ernst nimmt. Man muß sich in der Gewalt haben, um diese zwei Seiten des Benehmens eben zu entwickeln. Jedenfalls, wer sich in Harnisch bringen läßt durch die Äußerungen des Lümmels oder Flegels, der hat als Erzieher verloren, wie es derjenige als Erzieher verdorben hat, der, wenn die Schüler ungehörig sich benehmen und toben, erst recht anfängt zu brüllen und dann sagt: Wenn ihr nicht gleich ruhig sein werdet, dann schmeiß ich euch allen die Tintenfässer an den Kopf! – Die Kinder haben dann keinen Respekt mehr vor ihm.

Bei Mädchen, wenn sie die andere Seite zum Ausdruck bringen, ist es nötig, daß man eingeht – ich muß da schon in einer gewissen Terminologie reden – mit einer zarten Grazie selbst auf die koketteren Ungezogenheiten, aber, bildlich gesprochen, sich nachher umdrehen. Also sowohl eingehen mit einer zarten Grazie auf diese Dinge, aber ja nicht merken lassen, daß man Anteil nimmt. Man läßt das Mädchen sich austoben. Etwas schnippisch auftretende Mädchen läßt man austoben. Dann läßt man das Mädchen mit sich selbst in seinem Austoben.

Beim Knaben geht man mehr ein auf das Lümmel- und Flegelhafte; aber man zeigt, daß man es doch nicht ganz ernst nimmt, daß man doch etwas lacht, aber fein lacht, daß der Knabe sich nicht besonders ärgert.

Es handelt sich darum, daß man sich ein gewisses Gefühl aneignet, wie man Kinder in diesem Lebensalter zu behandeln hat, da jedes Kind anders ist. Die Erscheinungen, die da zum Vorschein kommen, sind die eines metamorphosierten Schamgefühls, das den ganzen Menschen durchdringt. Und wir bereiten, wir müssen das tun, das Kind in der richtigen Weise für den Beginn der Zwanzigerjahre vor, wenn wir berücksichtigen, daß ja jetzt das Subjektive mit dem astralischen Leib sich selbständig entwickelt. Geradeso wie der menschliche Leib sein gesundes Knochensystem braucht, wenn er nicht einherwackeln soll, so braucht der astralische Leib mit dem eingeschlossenen Ich, wenn er sich richtig entwickeln soll, in diesem Lebensalter Ideale. Das muß man ganz voll ernst nehmen. Ideale, diejenigen Begriffe, die einen Willenscharakter haben, Ideale mit Willenscharakter, das ist dasjenige, was wir jetzt als ein festes Gerüst dem astralischen Leib einfügen müssen.

Es wird leicht zu bemerken sein, daß insbesondere der Knabe in dieser Zeit ein starkes Bedürfnis in dem Sinn entwickelt – wenn wir es nur entdecken, nur von der richtigen Seite fassen: Ein jeglicher muß seinen Helden wählen, dem er die Wege zum Olymp hinauf sich nacharbeitet. – Und es ist von besonderer Wichtigkeit, dem Knaben das reale Ideal vorzustellen, irgendeine bildliche Persönlichkeit oder wohl auch eine mythische Figur oder eine Phantasiefigur, die man mit dem Knaben zusammen ausgestaltet, oder die Elemente zu einer solchen gestaltet. Macht man mit solchen Kindern einen Schulausflug, so redet man mit den einzelnen wiederum nach ihrem individuellen Gestaltetsein. Man redet mit ihnen: Wie stellst du dir vor, daß du das machen wirst, daß du jenes machen wirst? – Man weist auf die Zukunft hin, nimmt die Zweckidee, die Zielidee in das Leben auf. Wir durchsteifen in einer gewissen Weise den astralischen Leib und das ist wichtig, daß wir ihn in diesem Lebensalter in dieser Weise durchsteifen.

Dasselbe muß auch beim Mädchen stattfinden. Wir werden, wenn wir solche Dinge anwenden, auch das Mädchen richtig erziehen, wenn wir auch da Rücksicht nehmen darauf, daß das Mädchen mehr nach dem Kosmischen hinneigt und der Knabe, der Jüngling mehr nach dem Irdischen. Das Mädchen neigt mehr nach dem Kosmischen hin, das heißt, wir müssen es mehr dadurch zum Ideal hinbringen, daß wir ihm die Taten von Helden erzählen, das, was die Helden tun, das, was geschieht; mehr dasjenige beibringen, was Erlebnistatsachen sind. Dem Knaben müssen wir mehr die abgerundete menschliche Gestalt, die Charakterfigur beibringen. Das ist das Wichtige. In dieser Beziehung müssen wir schon spezialisieren zwischen Knaben und Mädchen.

Nun ist es aber im Grunde wichtig, daß in diesem Lebensalter übergegangen wird zu einer äußeren Erfassung des Lebens. Und das ist ja für uns ganz besonders wichtig; wir sollen jetzt die 10. Klasse einrichten. – Wir müssen auch im Unterricht das einführen, was dazu führt, daß das Subjektive den Anschluß an das Objektive findet. Das können wir ganz und gar nicht tun, wenn wir uns etwa darauf beschränken würden, bloß dasjenige in unseren Lehrplan aufzunehmen, was die heutige Gymnasial- und Realschulbildung oder Realgymnasiumbildung bringt, denn sie sind durchaus unter dem Einfluß der intellektuellen Weltanschauung entstanden.

Sehen Sie, die so völlig nach dem bloß Formalen hingerichtete Ausbildung des Gymnasiasten, wozu dann noch einige Kenntnisse kommen in Physik und so weiter, oder die doch auch bloß auf das Kopferkennen gerichtete Ausbildung des Realgymnasiasten oder Realschülers namentlich, das ist etwas, was wir tatsächlich, ohne gegen unseren zivilisatorischen Fortschritt zu sündigen in unserem Lehrplan, nicht weiter pflegen sollten. Wir sollten gerade in diesem Lebensalter dasjenige in den Lehrplan aufnehmen, was den Knaben auch zum Ergreifen des Praktischen, desjenigen, was ihn in Zusammenhang mit der Außenwelt bringt, führt. Und deshalb werden wir in unserem Lehrplan für die 10. Klasse folgendes tun, wir werden uns sagen: Wir müssen schon in diesem Lebensalter, um dem Sozialen in richtiger Weise Rechnung zu tragen, Knaben und Mädchen durcheinander haben; aber wir müssen doch eine Differenzierung in der Betätigung einführen. Wir sollen aber nicht die Knaben von den Mädchen trennen. Die Knaben sollen sehen, was die Mädchen treiben, wenn sie es auch nicht mittreiben, und die Mädchen sollen sehen, was die Knaben treiben: Sozial sollen die beiden in Kommunikation stehen. Aber wir sollen auch dasjenige mit aufnehmen, was den Gedanken aus dem Kopf herausführt, was die innere Regsamkeit der Hand in Anspruch nimmt, wenn es auch bloß eingelernt ist, wenn es auch nur etwas Theoretisches ist. Es muß eben eine Theorie über die Praxis sein. Daher ist es notwendig, damit die Knaben in diesem Lebensalter gerade etwas ihnen Angemessenes empfangen, daß wir mit ihnen etwas von der Mechanik behandeln. Nicht bloß die theoretische Mechanik, wie wir sie in der Physik treiben, sondern die praktische Mechanik, die dann zum Maschinenbau führt. Die ersten Elemente der technischen Mechanik müssen in unseren Lehrplan aufgenommen werden.

Beim Mädchen müssen wir so etwas aufnehmen, daß es deutliche Vorstellungen und Geschicklichkeiten bekommt vom Spinnen und Weben. Das Mädchen muß spinnen und weben verstehen lernen, muß lernen, wie Gespinste und Gewebe entstehen; muß wissen, was das heißt: etwas ist ein Stoff; er ist auf mechanische Weise geworden. Das Mädchen muß in die technische Entstehungsweise eingeführt werden, es muß ein Verhältnis gewinnen dazu. Das gehört in dieses Lebensalter.

Der Knabe muß auf der anderen Seite – wenn auch nur die Elemente, soweit es zum Verständnis der Sache notwendig ist –, er muß in diesem Lebensalter die Anfangsgründe des Feldmessens und des Situationszeichnens beigebracht erhalten. Der Knabe muß in der Lage sein, einfach eine Hutweide oder einen Laubwald auf den Situationsplan zeichnen zu können. Der Knabe muß in diesem Lebensalter die ersten Elemente bekommen von Feldmessen und von Situationszeichnen.

Und das Mädchen muß die ersten Elemente bekommen von der Gesundheitspflege, von der Gesundheitslehre, von der Art und Weise, wie man das und jenes verbindet. Teilnehmen müssen die beiden Geschlechter an beidem. Heranbringen muß man also Spinnerei, Weberei, Gesundheitslehre an das Mädchen; für den Knaben kommt die Zeit des Ausführens dieser Dinge später. Und die Mädchen müssen wiederum sehen, wie die Knaben mit den Nivellierinstrumenten umgehen können. Das können wir in der Waldorfschule schon machen, einen Niveauunterschied ins Auge zu fassen und einen kleinen Situationsplan über ein bestimmtes Bereich hinüberzuformen. Kurz, es soll alles das erweckt werden, was den Menschen dasjenige verstehen macht, was eigentlich im Leben geschehen muß, wenn das Leben fortgehen soll. Ohne das lebt der Mensch eigentlich immer in einer ihm unbekannten Umgebung.

Das ist ja überhaupt das Charakteristikon, dieses ruchlose Charakteristikon unserer Zeit, daß der Mensch in einer ganz unbekannten Umgebung lebt. Gehen Sie hinunter in die Straße, wo die Tram einbiegt, sehen Sie sich die Leute an, die dort stehen, und auf die Tram warten, und überlegen Sie sich, wieviel von diesen Leuten wissen, auf welche Weise diese Tram in Bewegung gesetzt wird, wie da die Naturkräfte wirken, damit die Tram in Bewegung gesetzt werden kann. Ja, glauben Sie, daß das eine innere Wirkung hat für die Konstitution des Menschen, des Geistigen, Seelischen und Leiblichen! Es ist ein großer Unterschied, ob man durch das Leben geht, indem man wenigstens die Grundelemente desjenigen weiß, worinnen man lebt, oder nicht weiß. Für das Geistig-Seelische heißt, sich Verkehrsmittel oder anderer Mittel bedienen, ohne daß man die Grundelemente kennt – es heißt blind sein. Geradeso wie ein Blinder durch die Welt geht ohne die Lichteffekte zu kennen, so gehen heute die Menschen blind durch die Kulturwelt, weil sie nicht sehen, nicht die Möglichkeit bekommen haben, die Dinge zu verstehen. Das ist ein seelisch-geistiger Defekt. Und das sind die Schäden, die in der Kulturmenschheit auftreten, daß die Menschen blind sind in bezug auf dasjenige, was um sie herum ist.

Noch eins muß man berücksichtigen: Wenn man auch wirklich berufsmäßig lernt, meinetwillen Feldmessen, Nivellieren – frühestens, denke ich, lernt man es mit dem 19., 20. Lebensjahr, man hat heute vorher gar keine Gelegenheit, sich irgendwie in elementarer Weise über das Nivellieren und Feldmessen, über die Handhabung einer Meßstange und so weiter zu unterrichten; das kennt man gar nicht – ja, es ist ein ganz anderes für das ganze Leben, ob man mit dem 15. Jahr diese Dinge gemacht hat als Knabe, oder ob man sie erst mit 19 und 20 Jahren an den Menschen heranträgt. Mit 19, 20 Jahren prägt es sich mehr als ein Äußerliches ein, als wenn man es im Alter von 15 Jahren gemacht hat. Es wird so eins mit dem Menschengeist, daß man es wirklich ganz als persönliches Eigentum, nicht bloß als das Eigentum seines Berufes hat. Und so ist es auch mit den elementaren Dingen der Mechanik, und auch mit den Dingen, die ich für die Mädchenerziehung angab.

Wir müssen fordern, daß wir dem Kinde solche Empfindungen, solche Seeleninhalte beibringen, die dann so leben, wie die Gliedmaßen leben. Die Menschen werden auch organisch nicht so, daß ihnen im dritten Jahr zwei Arme angeheftet werden, die dann so bleiben, sondern sie wachsen. So müssen wir Begriffe und Empfindungen beibringen, die dann wachsen. Heute bemüht man sich ganz besonders, dem Kinde so etwas beizubringen, was dann nicht lebt, was es noch in derselben Weise in sich hat, wenn es ein uralter Kerl geworden ist. Die Dinge müssen mit uns leben. Das tun sie nur, wenn man sie in dem richtigen Alter beibringt. Und wir müssen uns sagen, welche ungeheure Bedeutung es hat, daß derjenige, der durch seine besonders spezifischen Eigenschaften wirklich berufsmäßig hineingestellt wird in das oder jenes zum Zweck des Berufes, es dann noch einmal lernt; dieses Bauen auf etwas, was man schon weiß, das hat überhaupt eine ungeheure Bedeutung.

Ich habe es immer geschätzt, daß der Anatom *Hyrtl,* der noch zur alten Garde gehörte – er trug deskriptive und topographische Anatomie vor –, es seinen Zuhörern zur Pflicht machte, in seinen Büchern, die übrigens ausgezeichnet geschrieben waren, zuerst dasjenige zu lesen, was er vortrug, daß er einen Wert darauf legte, nichts vorzutragen, was die Zuhörer nicht gelesen hatten. Und Hyrtl hat das in solcher Liebenswürdigkeit gefordert und wußte so den Vorteil plausibel zu machen, daß es sogar die Universitätsfuchsen taten; sie lasen die Dinge für die Hyrtlsche Vorlesung durch, und das will – einige von Ihnen werden es ja wissen – sehr viel heißen.

SECHSTER VORTRAG

Stuttgart, 17. Juni 1921

Gerade die Betrachtungen, die wir anstellen müssen bei der Aussicht, nun auch die älteren Schüler und Schülerinnen unterrichten und erziehen zu wollen, die müssen uns wenigstens für die heutige Stunde in etwas tiefere Gebiete der Menschen- und Weltkunde hineinführen. Ohne solche tiefere Begründungen für das Leben können wir eigentlich gar nicht mit wirklich gutem Gewissen uns einer solchen Aufgabe unterziehen, wie diejenige wird, die sich ergibt, wenn wir die Waldorfschule nach oben hin ausbauen wollen.

Wir müssen uns ja klar sein darüber, daß das Leben in Wirklichkeit doch ein einheitliches ist, daß wir aus dem Leben nur zum Schaden dieses Lebens selbst ein Stück herausnehmen können. Das Leben bietet uns zunächst dasjenige dar, in das wir als Menschen von Kindheit auf hineinwachsen. Wir werden so hereingestellt in die Welt, daß wir in sie zunächst hereinschlafen. Bedenken Sie nur, wie das Kind in den ersten Lebensjahren in völliger Unbewußtheit der Welt gegenübersteht. Dann wird es immer mehr und mehr bewußt. Was heißt das aber: es wird bewußt? Das heißt, es lernt sich mit seinem inneren Leben an die äußere Welt anpassen. Es lernt die äußere Welt auf sich beziehen, sich auf die äußere Welt beziehen. Es lernt eben die äußeren Dinge bewußt kennen, sich von ihnen unterscheiden. Das tritt ihm dann immer mehr und mehr, je mehr es heranwächst, entgegen. Es schaut hinauf in den Umkreis des Erdenlebens, sieht die kosmische Welt, ahnt ja wohl, daß in dieser kosmischen Welt eine Gesetzmäßigkeit ist; aber es wächst doch in das Ganze hinein wie in etwas, in das es aufgenommen wird, ohne irgendwie völlig fertig zu werden mit dem Geheimnis, das besteht zwischen dem Menschen und der kosmischen Welt. Dann wächst das Kind heran, wird immer mehr und mehr in die bewußte Sorgfalt der übrigen Menschen aufgenommen. Es wird erzogen, es wird unterrichtet. Es wächst so heran, daß aus seiner ganzen Individualität das hervorgeht, daß es selbst in irgendeiner Weise in das Weltgetriebe eingreifen muß.

Wir erziehen es dadurch für das Weltgetriebe heran, daß wir es zunächst spielen lassen, daß wir dadurch also seine Tätigkeit wecken. Wir bemühen uns in irgendeiner Weise, alles dasjenige, was wir mit dem Kinde tun, auf der einen Seite so zu vollbringen, daß den Anforderungen der Menschenwesenheit Genüge getan wird; daß wir also hygienisch, gesund erziehen, daß wir also den Unterricht in leiblicher, seelischer und geistiger Beziehung pflegen. Wir suchen ein zweites. Wir versuchen uns hineinzuleben in die Anforderungen des sozialen und technischen Lebens. Da wurde versucht, das Kind so zu erziehen und zu unterrichten, daß es später arbeiten, eingreifen kann in das Getriebe, daß es sich sozial hineinstellen kann in das Menschenleben, mit den übrigen Menschen auskommt. Wir versuchen, ihm Geschicklichkeiten und Kenntnisse beizubringen, wodurch es in das technische Leben hineinwächst, so daß seine Arbeit für die Gesellschaft wie für das menschliche Leben etwas bedeuten kann, und daß es selbst einen Lebensweg findet im Zusammenhang mit dem übrigen sozialen Leben der Menschheit. Alles das vollbringen wir. Und daß wir es in der richtigen Weise vollbringen, daß wir tatsächlich auf der einen Seite den Anforderungen der menschlichen Natur Rechnung tragen können, so daß wir den Menschen nicht hineinstellen in die Welt als einen geistig, seelisch und physisch kranken oder verkümmerten Organismus, müssen wir auf der anderen Seite uns sagen können, daß der Mensch so in die Gesellschaft hineinwächst, daß er irgend etwas anfassen kann, wodurch er sich und die Welt vorwärtsbringen kann. Daß beidem auf diese Weise genügt wird, das muß unsere Sorge sein.

Aber wir müssen uns doch sagen: es verursacht uns heute eine gewisse Mühe, in dieser zweifachen Sorge irgendwie etwas dem Kinde entgegenzubringen. Und es verursacht uns eigentlich, wie ein unbefangener Blick in die ganze Lage, in der wir als Unterrichtende und Erziehende sind, uns lehrt, nicht nur eine gewisse Mühe, sondern sogar eine gewisse Skepsis, einen gewissen Zweifel. Es ist ja leicht einzusehen, daß in unserer Zeit in der mannigfaltigsten Weise debattiert wird: Wie soll man eigentlich die Jugend erziehen, was soll man machen? – Das sind im Grunde genommen alles Fragen, die in dieser Schärfe, in dieser Ausgeprägtheit, wie sie heute auftreten, mit diesem Extrem in älteren Kulturen eigentlich durchaus unmöglich gewesen wären. Wenn Sie nur unbefangen die geschichtliche Entwickelung betrachten, werden Sie sich sagen müssen: in älteren Kulturen herrschte natürlich außerordentlich viel, was uns heute unfaßbar erscheint. Wir brauchen nur auf die Stellung der leitenden Klassen und der Sklaven- und Helotenklassen im alten Griechenland zu sehen, so bietet sich uns ein Bild dar, das wir von unserem heutigen Gesichtspunkte aus mit Recht nicht billigen. Wenn wir uns aber bekanntmachen mit den Anschauungen, welche die Griechen gehabt haben über die Jugenderziehung, so wäre es undenkbar, daß unter ihnen solche Debatten stattgefunden hätten, wie wir sie heute über die Erziehung der Jugend erleben, wo der eine das vollständige Gegenteil von dem anderen meint mit Bezug auf die Art und Weise, wie man das Kind, den Jüngling und die Jungfrau heranziehen und der sozialen Ordnung einverleiben soll. Es ist also nicht nur, daß uns das Unterrichten und Erziehen Mühe macht, wir müssen eine Pädagogik, eine Didaktik haben. Wir glauben, daß wir uns durch so etwas wie Pädagogik und Didaktik dasjenige aneignen können, was uns als Erziehenden und Unterrichtenden notwendig ist. Aber wenn wir wiederum sehen, wie die Debatten sich gegenseitig entladen, wie durchaus nicht irgendwie Aussicht ist auf eine Verständigung von der einen oder anderen Seite, wie diejenigen, die mehr die körperliche Erziehung betonen, und die anderen, die mehr das Geistig-Seelische betonen, sich nicht miteinander verständigen können, so kommen wir gerade über die Erziehungsaufgaben – und dann beim Spezialisieren in die Didaktik hinein – nicht nur dazu, zu sagen: Es ist mühevoll, zu erziehen –, sondern es ist so, daß wir gar nicht über ein gewisses Ignorabimus in bezug auf unsere Stellung als Erziehende und Unterrichtende hinauskommen können.

Das müßten wir eigentlich durchaus fühlen in der Gegenwart, und es wird sich, glaube ich, diese Empfindung noch verschärfen, wenn wir die Sache mit einem etwas weiteren Blick betrachten. Dieser weitere Blick wird sich Ihnen ergeben, wenn Sie zum Beispiel, sagen wir, so einen richtigen Ausfluß von Erziehungsprinzipien, Erziehungsideen sehen und durchstudieren, wie so etwas hervorgegangen ist aus, sagen wir, der mitteleuropäischen Welt. Ich möchte Sie hinweisen darauf, einfach einmal zur Probe sich mit allem bekanntzumachen, was über geistige, seelische, physische Erziehung gesagt worden ist von Leuten, die ganz herausgewachsen sind mit ihrer Bildung aus Mitteleuropa. Nehmen Sie das Buch des *Dittes* oder des *Diesterweg* und lesen Sie sich durch, was da für Ansichten entwickelt werden über das Erziehungswesen. Ich weise Sie zum Beispiel auf den interessanten Aufsatz hin, der sich in *Karl Julius Schröers* Büchlein «Unterrichtsfragen» findet, das, wie ich glaube, in richtiger Weise die Frage behandelt über die Stellung des Turnens im Unterricht, wo bis ins einzelne hinein dieser Abschnitt «physische Erziehung» entwickelt wird. Ich möchte, daß Sie dabei, indem Sie so etwas auf sich wirken lassen, Rücksicht nehmen, aus welcher Denkweise und Gesinnung so etwas hervorgegangen ist. Wie da durchaus, trotzdem ein wirkliches, inneres Verständnis für die physische Menschennatur vorhanden ist und überall darauf Rücksicht genommen wird, daß der Mensch als physisches Wesen tüchtig in die Welt hineinwachsen muß, wie dennoch ein starkes, ich möchte sagen, ein durchdringendes Bewußtsein vorhanden ist, daß der Mensch ein seelisches Wesen ist, daß man überall auf seine Seele Rücksicht zu nehmen hat. Und ich möchte bitten, lesen Sie vergleichend – nicht nach Äußerlichkeiten, über solche Dinge sollen Sie hinaus sein, da Sie auf anthroposophischem Boden stehen –, lesen Sie, indem Sie die grundlegende Gesinnung verfolgen, das heißt das Untergründliche der Seele überhaupt, irgendeine der zahlreichen Abhandlungen über – man muß schon sagen, nicht Erziehung, sondern eben – Education aus der angloamerikanischen Literatur. Sie werden da überall Kapitel über intellektuelle Erziehung und ästhetische Erziehung, über physische Erziehung finden. Aber nehmen Sie Rücksicht auf das Untergründliche, aus dem das herauswächst. Sie werden geradezu das Gefühl haben, Sie können gar nicht das Wort Erziehung in eine Beziehung bringen mit dem, was da Education bedeutet, denn es liegt überall, selbst da, wo vom Geist, daß wir Geist in unserer Kultur haben, wo von intellektueller Erziehung die Rede ist, zugrunde, daß der Mensch eine Art Mechanismus ist; daß man seinen leiblich-physischen Mechanismus pflegen und ausgestalten muß, und daß sich, wenn wir diesen leiblich-physischen Organismus oder Mechanismus nur richtig ausgestalten, schon alles Moralische und alles Intellektuelle wie von selbst ergibt. Es ist ein viel stärkeres Hinneigen zu diesem Leiblich-Physischen. Man möchte sagen, in den Erziehungs- und Unterrichtswerken der ersten Art wird die Voraussetzung gemacht, daß man doch dem Menschen geistig-seelisch beikommen kann. Und wenn man ihm eben richtig geistig-seelisch beikommen kann, dann ergibt sich durch dieses geistig-seelische Beikommen auch ein richtiges Behandeln der Physis des Menschen. Bei den Werken über Education ist dagegen überall die Voraussetzung, daß man in leiblich-physischer Beziehung erziehen muß, wenn man richtig erzieht; dann ist in dem Menschen drinnen noch so irgendein kleines Kämmerchen, um das man sich eigentlich nicht recht kümmern soll. Man erzieht an der Peripherie der Physis herum und setzt nur immer voraus: Es ist da so ein Kämmerchen, um das man sich nicht kümmern soll, da ist eingesperrt der Intellekt, die Moral, die Religion; da ist noch eine Art instinktiver Moral, Religion, instinktiver Logik drinnen. Und wenn man die Physis genügend rundherum erzogen hat, dann gehen die Kräfte nach dem Inneren; sie lösen die Umwandungen dieses Kästchens auf und dann sprüht der Intellekt, die Moral und die Religion heraus, und das kommt dann schon von selber. Man muß dieses eben so lesen, daß man überall zwischen den Zeilen liest und auf das, was da eigentlich zugrunde liegt, Rücksicht nimmt.

Es ist eben durchaus notwendig, daß man heute auf solche Differenzierungen über die Welt hin Rücksicht nimmt. Es ist durchaus viel wichtiger als das, was man heute gewöhnt ist, obenhin zu beobachten, wenn man diese Symptome, die sich unter der Oberfläche beobachten lassen, in Erwägung zieht. Denken Sie doch nur einmal, das Symptom in unserer Übergangskultur in der Weise zu erfassen, daß Sie etwa die außerordentlich wichtigen Debatten verfolgen, die sich in den letzten Wochen in England abgespielt haben unter dem Einfluß der allerschlimmsten sozialen Verhältnisse, der hereinbrechenden umfassenden Streiks, die das ganze soziale Leben aufwühlten. Da haben Debatten stattgefunden, die die Zeitungen füllten. Und da sehen wir plötzlich in den letzten Wochen in dieser ganzen Journalistik, die mit diesen wichtigen Angelegenheiten beschäftigt ist, einen ganz anderen Ton hereinbrechen. Es ist auf einmal so: alles erklingt in dieser Journalistik aus einer ganz anderen Ecke. Und was ist denn das eigentlich? Es beginnen die verschiedenen – ich weiß schon wirklich gar nicht, wie sie alle heißen – Ballspiele und Tennisspiele. Das ist etwas, was anfängt die Leute so viel zu interessieren, und was das ganze Interesse hinweghebt über die allerwichtigsten sozialen Angelegenheiten. Die Debatten nehmen plötzlich den Charakter an: sehen wir nur, daß wir möglichst bald hinauskommen, wo die großen Plätze sind, wo die großen Spiele aufgeführt werden, wo wir uns so bewegen als Menschen, daß unsere Muskeln möglichst stark werden und daß wir unser Interesse auf diese wichtigen Tatsachen werfen, daß man – ich schildere vielleicht etwas dilettantisch, aber ich kann mich schon nicht auf genaue detaillierte sachgemäße Schilderungen dieser Kulturerscheinungen einlassen –, daß man seine besondere Aufmerksamkeit darauf wendet, daß, wenn einer vielleicht irgendwo so etwas wie eine Kugelgestalt wirft, der andere sie in der richtigen Weise mit der großen Zehe auffängt oder irgendwie.

Es ist tatsächlich etwas ganz Merkwürdiges, was man da als Anschauung bekommt, wenn man gar auf Differenzierungen eingeht. Es nützt einem heute gar nichts, wenn man das Eigenartige unserer zeitgenössischen Journalistik liest. Was sie sagen wollen, das ist unbedeutend; das, was sie charakterisiert, ist, warum sie dazu kommen, dies oder jenes zu sagen. Das ist heute unendlich viel wichtiger. Aber mit den Leuten sich über dasjenige zu unterhalten, was sie meinen, das ist eine Sache, die heute von keiner Wichtigkeit ist; viel wichtiger ist, heute überall darauf zu sehen, aus welchen Untergründen die Leute dieses oder jenes tun, wie sie da dazu kommen, dieses oder jenes zu behaupten, warum dieses oder jenes da ist. Das ist es, worum es sich heute handelt. Was für ein Unterschied ist zwischen dem deutschen Aufbauminister und dem französischen Minister, wie man den Argumenten des einen oder anderen Recht gibt, das ist alles Wischiwaschi. Darum kann es sich nicht handeln für diejenigen, die an dem Fortschritt der heutigen Zivilisation teilnehmen wollen, sondern allein darum, daß man ergründet, warum der eine in einer ganz besonderen Weise unwahrhaftig ist und warum die Unwahrhaftigkeit des anderen einen ganz anderen Charakter hat. Das, was sich durch die beiden Unwahrhaftigkeiten ankündigt, diese Verschiedenheit, das ist dasjenige, was wir ins Auge fassen müssen.

Wir müssen uns schon klar sein darüber, daß wir in einem Zeitalter leben, in dem die Worte, die die Leute sprechen, keine Bedeutung haben in ihrem Inhalt, sondern allein die Kräfte, die drinnen walten und wirken. In einer solchen Art muß derjenige, der Jünglinge und Jungfrauen zu unterrichten hat, in sein Zeitalter hineinwachsen. Und er muß in einer noch tieferen Weise in sein Zeitalter hineinwachsen: er darf nicht jenen Grundcharakter behalten, den das Denken und die ganze Gesinnung des Menschen in der Gegenwart hat. Wenn man heute herumgeht und hat sich etwas durchdrungen mit anthroposophischem Bewußtsein – man findet nicht mehr Menschen, man findet Maulwürfe, die sich im engsten Kreise desjenigen bewegen, worin sie hereingesteckt sind, die sich so benehmen, daß sie in dem allerengsten Kreise denken und nicht hinausdenken über diesen Kreis, auch gar kein Interesse haben, sich zu bekümmern um dasjenige, was außerhalb dieses Kreises vorgeht. Wenn wir nicht die Möglichkeit finden, aus diesem Maulwurfdasein gründlich herauszuwachsen, wenn wir nur immer dieselben Urteile von einem anderen Standpunkt zustandebringen, die uns anerzogen sind durch die Vorgänge vom Ende des 19. und Beginn des 20. Jahrhunderts, dann können wir nicht fruchtbar teilnehmen an demjenigen, was gemacht werden soll, um aus der Misere hinauszukommen.

Und wenn einer ganz durchdrungen sein soll von einer solchen Sache, wie ich sie jetzt geltend gemacht habe, so ist es der Lehrer, so ist es derjenige, der die Jugend erziehen will, so ist es besonders derjenige, welcher das Kind hinaufführen will in das mehr reifere Alter des Knaben und Mädchens, die da sind, wenn wir von der 9. in die 10. Klasse hinüberkommen. Wir müssen die ganze Schule so einrichten, daß so etwas in der Schule drinnen sein kann, und dazu ist es notwendig, daß Sie die Sache noch tiefer auffassen, daß Sie vor allen Dingen jetzt bei diesem wichtigen Wendepunkt unserer Schule – das betrifft nicht bloß diejenigen, die in den höheren Klassen unterrichten, sondern das betrifft die ganze Lehrerschaft – sich klarmachen: es handelt sich darum, die ganze Pädagogik und die ganze Didaktik in ein elementares Gefühl zusammenzufassen, so daß Sie gewissermaßen in Ihrer Seele die ganze Schwere und Wucht der Aufgabe empfinden: Menschen hineinzustellen in diese Welt. Ohne das wird unsere Waldorfschule nur eine Phrase bleiben. Wir werden alles Schöne sagen über die Waldorfschule, aber wir werden auf einem durchlöcherten Boden stehen, bis solche Löcher so groß sein werden, daß wir gar keinen Boden mehr haben, auf dem wir herumgehen können. Wir müssen die Sache innerlich wahrmachen. Das können wir nur, wenn wir ganz tief und gründlich in der Lage sind, den Erzieherberuf zu erfassen.

Und da müssen wir uns doch sagen: Was sind wir denn eigentlich als Menschen der Gegenwart? – Wir sind hingestellt worden in diese Gegenwart durch dasjenige, was an uns heranerzogen worden ist durch die Ereignisse der Zivilisation im letzten Drittel des 19. Jahrhunderts. Und, meine lieben Freunde, was sind Sie heute? Die einen haben Philologie, Geschichte gelernt, so wie man es gelernt hat in den Mittel- und Hochschulen vom Ende des 19. und im Beginne des 20. Jahrhunderts. Die anderen haben mathematisch-realistische Fächer gelernt. Der eine ist durch diese oder jene Methode des Singens und Turnens hineingewachsen in dasjenige, was er ist, der andere durch eine andere Methode. Der eine hat durch die besondere Vorliebe seiner Lehrerschaft mehr sich hineingefunden in ein aber mehr physisch-körperliches Auffassen des Gentleman, der andere hat sich mehr hineingefunden in dasjenige, was man nennen könnte den verinnerlichten Menschen, aber verinnerlicht durch den Intellektualismus. Dasjenige alles, was da an uns heranerzogen ist, das ist ja bis in die Fingerspitzen hinein unsere Menschheit geworden. Und wir müssen uns klar sein darüber, daß dasjenige, was da an uns heranerzogen ist, jetzt in unserer Zeit wirklich sich erfassen muß, daß sich das gründlich selber in die Hand nehmen muß. Und das kann nur durch eine über das Individuelle hinausgehende, zeitgemäße Gewissenserforschung geschehen. Ohne diese zeitgemäße Gewissenserforschung können wir nicht über dasjenige hinauswachsen, was uns die Zeit geben kann. Und wir müssen hinauswachsen über dasjenige, was uns die Zeit geben kann. Wir dürfen nicht Hampelmänner der Zeitrichtung sein, die sich am Ende des 19. und am Anfang des 20. Jahrhunderts herausgebildet hat. Wir müssen vor allen Dingen durch ein Geständnis dessen, was wir aus der Zeitbildung heraus sein können, durch eine universelle Gewissenserforschung uns in richtiger Erkenntnis auf unseren Platz hinstellen.

Und da fragen wir uns: Ist denn nicht alles, was wir geworden sind, infiziert von der materialistischen Gesinnung, die heraufgekommen ist? – Gewiß, guter Wille ist in mannigfaltiger Weise vorhanden. Aber dieser gute Wille ist infiziert worden von der Anschauung, die aus der naturwissenschaftlichen Weltanschauung hervorgegangen ist. Und aus dieser Anschauung ist dann auch dasjenige hervorgegangen, was wir über körperliche Erziehung kennengelernt haben.

Im Grunde genommen wollte es die Menschheit immer vor sich selber verhüllen, daß sie eine große Gewissenserforschung notwendig hat, etwas, was gründlich aufwühlen sollte alles Innerliche mit der Frage: Wie stehen wir denn heute eigentlich als Ältere da vor der Jugend? – Und da kann sich keine andere Antwort als diese ergeben, wenn wir den Knaben und das Mädchen in dem Lebensalter betrachten, in dem sie sind, wenn sie in sexueller Beziehung reif werden, wenn wir sie uns entgegenkommen sehen nach diesem Reifwerden, dann müssen wir uns sagen, wenn wir tief innerlich ehrlich sein wollen: Wir wissen nichts mit ihnen anzufangen, wenn wir die Erziehung und den Unterricht nicht aus neuen Grundelementen heraus in die Hand nehmen. Wir stehen so da, daß wir eine Kluft aufgerichtet haben zwischen uns und dieser Jugend.

Das ist die große Frage, die auch heute praktisch wird. Sehen Sie sich die heutige Jugendbewegung an, wie sie sich herausgebildet hat. Was ist sie anders als das Lebensdokument dafür, daß die Führung durch Erziehung und Unterricht, durch alles Experimentieren völlig verlorengegangen ist. Sehen Sie sich an, was geworden ist: mit einer rapiden Schnelligkeit hat sich in diesem Zeitmoment gerade diese Jugend, von der wir hier sprechen, innerlich gedrängt gefühlt, sich loszusagen von der Führung der Alten, um in einer gewissen Weise die Führung in die eigene Hand zu nehmen. Ja, daß das einmal heraufgekommen ist, daß in der Jugend dieser Trieb sich entfacht, das müssen wir nicht der Jugend zuschreiben. Zu diskutieren, wie das in der Jugend heraufgekommen ist, hat ein großes geisteswissenschaftliches

Interesse, aber es hat zunächst nicht ein pädagogisches Interesse. Das pädagogische Interesse kann nur an der Tatsache haften, daß die Alten schuld gewesen sind, daß sie die Führerzügel verloren haben, daß sie das Verständnis verloren haben für die heranwachsende Jugend. Und da die Alten im Hause die Jungen nicht mehr aufhalten konnten, wurde die Jugend Wandervögel, suchte in einem Unbestimmten dasjenige, was die Alten nicht mehr geben konnten. Die Gedanken, die Worte waren stumpf geworden; man hatte für die heranwachsende Jugend nichts mehr, und so wanderte sie hinaus und suchte in den Wäldern, suchte im Zusammensein mit sich selbst dasjenige, was sie nicht finden konnten in den Worten, in den Vorbildern der Alten. Das ist eine der allerbedeutsamsten Erscheinungen unserer Gegenwart: die Jugend stand auf einmal vor einer großen Frage, die in allen vergangenen Zeitaltern doch in einer Weise von den Alten beantwortet worden ist und die jetzt von den Alten nicht mehr beantwortet werden konnte, weil die Sprache, die die Alten führten, von der Jugend nicht mehr verstanden wurde.

Sehen Sie auf Ihre eigene Jugend zurück. Sie waren vielleicht bräver als die Wandervögel, Sie waren vielleicht ein bißchen weniger aufs Wandern aus. Damit ich nicht ein besonderes Wort gebrauche: Sie haben sich gehalten, Sie haben so getan, als ob Sie auf die Alten hinhören würden, Sie sind geblieben. Und die anderen haben nicht mehr so getan, als ob sie auf die Alten hinhören würden; sie haben sich den Alten entrissen und sind hinausgewandert. Das haben wir gesehen. Wir haben auch das ganze Ergebnis der Jugendbewegung gesehen. Es entstand vor gar nicht langer Zeit in dieser Jugendbewegung ein Anschlußbedürfnis an sich selbst. Sie wollten durch sich, für sich selbst dasjenige finden, was die Alten nicht geben konnten. Sie wollten fort in die Natur. In einem Unbestimmten wollten sie dasjenige finden, was ihnen die Alten nicht mehr geben konnten. Und da haben sie den Anschluß gefunden, der eine an den anderen. Sie haben kleine Cliquen gebildet. Im Grunde genommen ist da eine merkwürdige Einzelerscheinung aufgetreten, die eigentlich ungeheuer lehrreich ist: die Alten haben die Führung verloren, sie sind Philister geworden. Die Alten haben es nicht geglaubt: in der Jugend ist die große Sehnsucht erwacht, die im Wandervogel da ist. Und was haben die Alten dazu gesagt, die nun selber etwas angestochen waren von der neuen Zeit? Die haben nicht gesagt, wir müssen jetzt suchen, in uns die Möglichkeit zu finden, in uns selbst den Anschluß zu gewinnen; wir müssen zu einer großen Gewissenserforschung vorrücken; wir müssen vom Alter her den Weg finden zur Jugend. – Sie haben etwas ganz anderes gesagt: Nun, da die Jugend nichts mehr von uns lernen will, wollen wir von der Jugend lernen. Und da sehen wir von den Landerziehungsheimen bis zu den anderen Dingen die Alten sich dem anpassen, was die Jugend will und fordert. Wenn Sie unbefangen die Sache, die entstanden ist, ins Auge fassen, so ist es doch nichts anderes, als daß die Alten geführt sein wollten von der Jugend, daß sie immer mehr und mehr kapituliert haben, daß sie mehr und mehr von ihrer Führung abgegeben haben, bis in einer besonders aufgeregten Zeit nicht aus der Lehrerschaft, sondern aus der Schülerschaft heraus gewählte Betriebsräte in den einzelnen Unterrichtsanstalten kamen.

Nun, diese Phase, die die Sache der Alten angenommen hat, die ist wirklich in einer tiefen Weise zu bedenken. Aber, was ist bei der Jugend selber geworden? Die Jugend ist übergegangen vom Anschlußbedürfnis, von dem Sich-selber-Finden in der Clique zum seelischen Sich-Finden im Eremitentum. Die letzte Phase ist, daß sich jeder auf sich selbst zurückgewiesen fühlt, daß jeder einzelne eine gewisse Furcht hat vor dem Anschluß. Es ist eine atomisierende Sehnsucht eigentlich dasjenige, worinnen man noch mit einer Gewißheit gefühlt, gesucht und geglaubt hat, man finde nun etwas in der Welt. Das hat sich verwandelt in ein Brüten darüber: Wie kann es sein, daß man mit sich als Mensch nicht zurecht kommt? – Und das letztere Gefühl sehen Sie heute immer mehr und mehr heraufziehen, wenn Sie mit wachem Sinn auf dasjenige hinsehen, was heute überall geschieht. Sie sehen als heranwachsende Ungewißheit überall eine Zersplitterung der menschlichen Seelenkräfte. Sie sehen überall eine besondere Furcht, einen Horror vacui, so daß der Jugend graut, schaudert vor dem, was werden soll, wenn sie immer mehr und mehr heranwächst. Sie hat einen Horror vor dem Leben, in das sie hineinwachsen soll. Und demgegenüber gibt es im Grunde genommen nur eins, eben dasjenige, was ich nennen möchte: die große Gewissenserforschung. Und die kann nicht an Äußerlichkeiten hängen, sondern die kann doch nur auf das abzielen, daß man sich fragt: Ja, wie ist es eigentlich gekommen, daß wir, wenn wir die Führung haben wollen, mit den Kräften des Alters die Jugend gar nicht mehr verstehen?

Wir können da auf ein ferneres Zeitalter zurückblicken, sagen wir auf die Griechen. Bei den Menschen von Griechenland, von denen uns die Geschichte erzählt, finden wir noch ein gewisses Verstehen der älteren Leute mit den jüngeren Leuten. Insbesondere können Sie im griechischen Leben, wenn Sie es suchen so recht zu begreifen, ein merkwürdiges Verstehen finden zwischen den Menschen, die so zwischen 14, 15 und am Anfange der Zwanzigerjahre sind, also im 3. Lebensalter, und den Menschen in demjenigen Lebensalter, das ich als das 5. bezeichnet habe, das so zwischen den Achtundzwanziger- und Fünfunddreißigerjahren liegt. Das ist das Eigentümliche in der Griechenzeit und auch in der älteren römischen Kultur, daß sich die Leute, die 35, 36, 37 Jahre alt waren, mit denjenigen verstanden haben, die so alt waren wie heute unsere Volksschüler alt sind, und daß sich diejenigen, die in das reifere Alter eingetreten sind, besser verstanden haben mit denen, die in den Anfang der Dreißigerjahre eingetreten sind. Es war ein Verstehen zwischen den Älteren und der Jugend gerade nach Altersstufen. Es ist gar nicht leicht, hinter die Geheimnisse der Menschheitsentwickelung zu kommen; es ist tatsächlich so, daß wir im Griechen noch deutlich spüren können: Wenn der Jüngling, das Mädchen in das sexuell reifere Alter kommen, schauen sie hin auf diejenigen, die so 28, 29 Jahre alt geworden sind. Sie wählen sich von da aus diejenigen, die ihnen besser gefallen, denen sie nun frei nachstreben. Sie können nicht mehr einer selbstverständlichen Autorität folgen, aber gerade diesem Alter nachstreben. Und wir sehen das, indem die Menschheit sich heraufentwickelt durch das Mittelalter bis zur Gegenwart, immer mehr und mehr verschwinden. Die Menschen werden gewissermaßen durcheinandergewürfelt. Man möchte sagen: ein Chaos entsteht aus der geistgegebenen natürlichen Ordnung. Und da in der Welt ist das dann eine soziale Frage, innerhalb unserer Welt der Erziehung und des Unterrichtes, eine pädagogisch-didaktische Frage. Ohne da auf die ganzen Weltverhältnisse zu sehen, kommen wir wirklich nicht vorwärts.

Ich möchte Sie nun auf eine ganz konkrete Tatsache hinweisen, die Ihnen zeigen soll, worin es liegt: Sie müssen nur dann diese konkrete Tatsache universalisieren, um zu sehen, worin es liegt, daß dieses Nichtverstehen zwischen dem Alter und der Jugend eingetreten ist. Sehen Sie, wenn wir heute so lebendig durch unsere Schule in das Leben hineinwachsen, lernen wir zum Beispiel: es gibt so etliche 70 chemische Elemente. Wir lernen das und wenn wir Lehrer werden, haben wir in der Regel ein Bewußtsein von diesen chemischen Elementen, daß das einfach so ist, wenn das auch in der neueren Zeit etwas durchlöchert worden ist; aber es ruht in unserem Inneren, daß wir es da mit etlichen 70 chemischen Elementen zu tun haben, daß durch ihre Synthese und Analyse alle Dinge, die in der Außenwelt sind, bewirkt werden. Wir bilden uns sogar eine Weltanschauung. Und das war die Farce, daß man auf diese 70 chemischen Elemente im letzten Drittel des 19. Jahrhunderts eine Weltanschauung gebaut hat. Man hat nur so nachgedacht über die Welt, daß man sich gefragt hat: Ja, wie konnte denn dasjenige, was die Weltkörper sind, was sich dann verfestigt hat, durch chemische und physikalische Veränderungen entstehen; wie ist die Urzeugung aufgetreten durch eine besondere komplizierte chemische Synthese? Man hat die ganze Welt mit Gedanken erfassen wollen, die aus solchen Elementen hervorgegangen sind.

Aber diese ganze Art, sich mit dem Kopf zur Welt zu stellen, wäre einem Griechen als eine Torheit erschienen, als etwas Unmenschliches. Der Grieche hätte, wenn man ihm zugemutet hätte, aus etlichen 70 Elementen, die sich synthetisieren und analysieren, die Welt sich vorzustellen, ungefähr in seinem tieferen Inneren so gefühlt, daß ihm der Mensch dabei vorgekommen wäre wie irgend etwas, was dadurch in Staub zerfallen muß. Er hätte gar nichts begriffen davon; was soll denn der Mensch machen mit einer solchen Welt, die aus 70 Elementen besteht, die sich analysieren und synthetisieren? Was will das alles? Die Welt möchte ganz gut bestehen, sie möchte eine riesige Weltretorte bilden, aber wie nimmt sich der Mensch da drinnen aus? Wie wenn man eine große Retorte ins Zimmer hereinstellte und da drinnen allerlei Elemente kochen ließe und eine Türe aufmachte und durch diese Retortentüre den Menschen hineinschieben würde in dasjenige, was da aus Salzen und Säuren zusammenbrodeln gelassen wird. So ungefähr wäre der Gedanke einem Griechen aufgestiegen, wenn man ihm zugemutet hätte, er solle die Welt aus etlichen 70 Elementen aufgebaut denken. Das hätte er nicht geglaubt. Das hätte seinem Empfinden widersprochen. Er hätte sich unwillkürlich zu einer solchen Empfindung hingerissen gefühlt, wie ich sie charakterisiert habe.

Aber der Mensch ist gar nicht bloß ein Kopf. Das war bloß auf den Dörfern üblich, das war nur eine Farce, wenn man zu Buden gekommen ist, wo einer davorgestanden hat und gesagt hat: Hereinspaziert meine Herrschaften! Hier können Sie einen lebenden, sprechenden Menschenkopf sehen! – Und wenn man hineingegangen ist, dann hat man bloß einen Kopf gesehen, der keinen Körper hatte. Der Mensch ist nicht bloß ein Kopf, sondern ein ganzer Mensch. Und wenn er mit seinem Kopf solche Anschauungen entwickeln will, wo er seinem ganzen Willens- und Gefühlsleben, seiner Physis nach so beschaffen sein sollte, daß er denken kann, die Welt bestehe nur aus solchem Zeug, dann muß der Mensch anders fühlen, er muß etwas anderes in den Fingerspitzen haben, als der Grieche in den Fingerspitzen hatte, dem das für eine Torheit gegolten hätte. Man fühlt anders, man stellt sich in die Welt anders hinein, indem man glaubt, sie sei bloß irgend etwas, was für eine Retorte paßt, aber nicht für ein Universum. Und so war es natürlich auch mit den soziologischen Dingen, die dem Griechen erschienen. Diese Dinge müssen bedacht werden. Man muß sich sagen: Wir denken nicht bloß, daß die Welt aus 74 Elementen bestehe, sondern wir gehen so herum, wir waschen uns am Morgen die Hände und trocknen uns ab, daß wir das auch im Gefühl haben. Daß das möglich ist, daß unser Kopf, wenn wir uns waschen, solch eine unmenschliche Weltanschauung als eine Wirklichkeit hinnimmt, daß wir so denken können, das prägt unserem Fühlen, unserem Empfinden einen ganz bestimmten Charakter auf. Ja, und wenn wir so fühlen, empfinden, denken können, daß der Mensch eigentlich ganz herausfällt, dann ist es eben so, daß wir mit diesem Empfinden und Gefühl, wenn wir vor den fünfzehnjährigen Knaben und Mädchen stehen, keinen Zugang finden, daß wir nicht wissen, was wir damit anfangen sollen. Mit unserer Weltanschauung lassen sich Universitätskollegien machen, man kann da dasjenige auseinandersetzen, was man glaubt als das Richtige zu erkennen, aber es läßt sich nicht leben damit. Wir schicken dann die Leute, die erziehen sollen, von unseren Hochschulen hinaus, und sie haben überhaupt nichts mehr, was ein Zusammenhang mit der Jugend ist. Das ist der furchtbare Abgrund, der sich vor uns aufgetan hat.

Sehen Sie, für uns Menschen kommt ein gewisser Anklang an dasjenige, was wir heute als Chemie und Physik lehren, dann, wenn wir uns nicht recht gehalten haben, wenn wir 50 oder 55 Jahre alt geworden sind. Da sind wir so weit sklerotisiert, daß ein leiser Anklang in unserem Inneren selber ist von der Welt, die da draußen ist. Mit uns Menschen wird ja langsam im Laufe unseres physischen Lebens von den Weltmächten etwas Merkwürdiges gemacht: wir verhärten ja auch in unserem Organismus, indem wir älter werden. Wir werden dissoziiert, wir verstauben gewissermaßen innerlich, wenn wir so um die 50 Jahre hinaufkommen. Aber da werden wir aufgelöst, langsam, nicht gleich so grausam, als wenn wir in eine Retorte geschlossen würden. Es wird nicht soweit gebracht, aber langsamer wird es schon so; es geht etwas humaner vor sich. Aber in diesem Lebensalter, wo der Mensch seinem Tod entgegengeht, da fängt in ihm an, so etwas tätig zu sein wie dasjenige, was wir mit unserer heutigen Wissenschaft beschreiben. Wir fassen die Welt so auf, daß höchstens die Greise dafür ein Verständnis haben können. Die Natur ist gütig, sie läßt sie dafür etwas kindisch werden.

Wenn man solche Dinge redet, so sieht es so aus, als ob man sich lustig machen wollte über die Welt. Kein Humor ist es, es ist tiefe Tragik, Wahrheit: Wir beschreiben heute nur dasjenige von der Welt, was sich vollzieht, wenn wir gestorben sind, gar nichts anderes. Wenn wir erst gestorben sind, dann geht etwas ähnliches vor, und wir haben ein Vorgefühl, wenn wir alt werden, was da vorgeht in unserem physischen Leib, wenn wir gestorben sind. Nichts anderes beschreiben wir. Wir haben alle unsere Bildungsanstalten angefüllt mit einer solchen Erkenntnis, die sich auf den physischen Menschen bezieht, wenn er sich auflöst, wenn er gestorben ist. Aber das lebt nicht in unseren Gliedern.

So empfinden wir durch die Gedanken, die wir in uns aufnehmen. – Und die Dinge, die von altersher gebildet sind, die theologischen Dinge, die leben überhaupt nur noch in Worten, weil gar nicht zusammenpaßt dasjenige, was die Theologie sagt und dasjenige, was als Naturgeschichte des menschlichen Leichnams gelehrt wird. Solange man diese Dinge bloß erkenntnistheoretisch ins Auge faßt, ist die Sache nicht besonders schlimm; aber in dem Augenblick, wo man sie in das Leben eingliedern will, dann sind sie schlimm. Wenn man den Menschen als ganzen nimmt und sich fragt: Wie werden die Menschen unter dem Einfluß eines solchen Lebens? – dann gewinnt die Frage eine große Bedeutung, dann wird sie eine Lebensfrage. Um diese Lebensfrage dürfen wir nicht herumkommen, wir dürfen uns nicht, besser gesagt, herumdrücken. Wir werden im Unterricht entgegengestellt dem Kinde, in dem ganz andere Kräfte wirken als diejenigen, von denen wir etwas lernen. Und wir wissen gar nichts mehr von dem, was eigentlich im Kinde wirkt; wir sind durch einen Abgrund vom Kinde getrennt.

Dem Griechen hätte es als eine Torheit geschienen, so von etlichen 70 Elementen zu reden, wie wir heute reden. Was haben sie geredet? Sie haben geredet, daß das Gefüge, das da ist, nicht aus etlichen 70 Elementen besteht, sondern daß da eine Vierheit durcheinander wirkt: Feuer, Wasser, Erde, Luft. Wenn wir heute an unsere Gelehrten herankommen, an die Führung unserer Bildung mit der erhobenen Nase, dann bekommen wir natürlich zur Auskunft: das ist eine kindische Weltanschauung, über die man hinausgekommen ist; das ist etwas, was man nicht mehr zu berücksichtigen hat. – Und wenn es einer ist, der ein bißchen anfängt zu denken, dann sagt er: Nun ja, wir haben das heute auch. Heute sind das die vier Aggregatzustände, fest, flüssig, luftförmig, und die Wärme sollte man nicht mehr so anschauen; das ist wieder eine Kinderei gewesen. Wir haben das noch, aber wir haben es auf das Richtige gebracht. Und wir müssen mit einem gewissen Wohlwollen auf dasjenige hinschauen, was da die Griechen gehabt haben. Nun, es ist ein Glück, daß wir es so herrlich weit gebracht haben, daß wir jetzt etliche 70 Elemente haben, während die Menschen früher allerlei Animismus getrieben haben, während sie von Feuer, Wasser, Luft, Erde gesprochen haben.

Aber so ist die Sache nicht. Die Sache liegt nämlich viel tiefer noch. Die Griechen haben von Feuer, Wasser, Erde, Luft gesprochen, und haben dabei nicht etwa die Vorstellung gehabt, die man heute von diesen Dingen hat, sondern wenn Sie einen Griechen gefragt haben würden, der in dieser griechischen Weltanschauung gelebt hat – es hat noch zahlreiche Menschen gegeben, die in dieser griechischen Weltanschauung gelebt haben, noch bis ins 15. Jahrhundert, die späteren haben das dann noch in den nachgelassenen Büchern aufgeschrieben gesehen, die heutigen sehen es auch manchmal, verstehen aber gar nichts mehr davon –, ja, da war es so, wenn man ihn gefragt hat: Was stellst du dir unter der Wärme vor, was stellst du dir unter dem Feuer vor? – Unter dem Feuer stelle ich mir vor, was warm und trocken ist. – Was stellst du dir unter der Luft vor? – Unter der Luft stelle ich mir vor, was warm und feucht ist. – Er stellt sich nicht die äußere physische Luft vor, sondern er bildet sich eine Idee. Er stellt sich nicht ein äußeres physisches Feuer vor; er bildet sich eine Idee. In dieser war die Unteridee drinnen: warm und trocken. Es war nicht das grobe Haften an dem Sinnlichen; es waren gewisse innere Qualitäten, unter denen er sich das vorstellte. Man mußte sich aufschwingen zu etwas, was man nicht mit Augen sieht, sondern mit Gedanken erfaßt, um zu diesen Elementen zu kommen, zu dem, was man damals Element nannte.

Ja, zu was kam man da eigentlich? Sehen Sie, da kam man zu einer Auffassung, die dem entspricht in seiner Wirksamkeit, was das Ätherische im Menschen, der Ätherleib ist. Da kam man heran an den Ätherleib. Man war nicht in dem Ätherleib drinnen, aber man war in der Art, wie der Ätherleib das Physische bearbeitet. Niemals kann ein Mensch eine Vorstellung bekommen davon, wie der Ätherleib das Physische bearbeitet, wenn er irgendeine Konfiguration aufsuchen will, wie etwa Sauerstoff und Kohlenstoff miteinander ins Spielen kommen. Niemals kann man das Wirken des Ätherleibes mit der Physis irgendwie ins Auge fassen, wenn man solche Ideen anwendet, daß Kohlenstoff, Wasserstoff, Sauerstoff oder Schwefel miteinander ins Spielen kommen. Da wirft man sich ganz heraus aus dem ätherischen Wirken und bleibt innerhalb der Physis drinnen, das heißt, man bleibt in demjenigen drinnen, was mit dem Menschen vorgeht, nachdem er gestorben ist. Mit dem, was im Leben immer vorgeht, indem der Ätherleib die Physis bearbeitet, mit dem kommt man nur zurecht, wenn man denkt: warm und trocken, kalt und feucht, warm und feucht; wenn man also diese Qualitäten, mit denen der Ätherleib das Physische erfaßt, sich innerlich vergegenwärtigt, wenn man diese lebendige Naturauffassung in den vier Elementen hat. Diese vier Elemente sind nicht eine kindische Vorstellung, die bloß auf das äußere Physische sieht, sondern die auf das ätherische Wirken sieht. Und diese Vorstellung ist überhaupt verlorengegangen in der späteren Zeit.

Aber das hat seine Wirkung auf den ganzen Menschen. Denken Sie, man wächst auf, man lernt nur, daß die Welt aus etlichen 70 Elementen bestehe, aus Jod, Schwefel, Selen, Tellur und so weiter, und die wirbeln da durcheinander. Das übt auf die Empfindungswelt eine solche Wirkung aus, daß man sich als Mensch ganz herausstellt. Das ist dort, und wir haben nichts zu tun mit dem ganzen.

Man kann sich die berechtigte Vorstellung machen, daß man etwas zu tun hat damit, wenn man sich vorstellt, die Welt besteht aus diesen vier Elementen: Feuer, Wasser, Luft und Erde. Man stellt sich das so vor, wie der Grieche es sich vorgestellt hat: im Feuer das Warme und Trockene, in der Luft das Warme und Feuchte, im Wasser das Kalte und Feuchte, in der Erde das Kalte und Trockene. Wenn man sich diese Qualitäten vorstellt und in sich lebendig macht, dann sind das Vorstellungen, die einen qualitativ erfassen. Man wird durchdrungen von ihnen. Sie gehen in die Glieder; sie erfassen einen. Man wird etwas ganz anderes, wenn man solche Vorstellungen erfaßt, die in die Glieder gehen, als wenn man eine Vorstellung erfaßt, die eigentlich erst in die Glieder geht, wenn man als physischer Mensch gestorben ist. Die Leichname in den Gräbern, die könnten sich ja so fühlen, wie es geschieht, wenn sich die etlichen 70 Elemente nach chemischen Gesetzen gruppieren. Aber die lebendigen Menschen haben gar nichts für ihr Leben von einer solchen Vorstellung. Dagegen sind sie sich in ihrem Ätherleib erfassend, wenn sie diese Vorstellung von den vier Elementen haben.

Das ist dasjenige, sehen Sie, daß eigentlich für uns als Menschen unsere Bildung nachderhand ganz unnötig geworden ist; für uns Menschen ist sie ganz unnötig geworden. Wir haben heute eine Bildung, die uns höchstens so vorbereitet, um den äußeren Menschen in Ordnung zu bringen, um dasjenige zu machen, was mechanisch äußerlich am Menschen ist. Dazu werden wir vorbereitet. Für unseren Menschen haben wir gar nichts. Es geht nicht in die Glieder. Es bleibt im Intellekt. Es hat gar keine Wirkung für das Gefühl und für den Willen. Wir müssen heute, wenn wir überhaupt auf jemanden noch wirken wollen, ganz äußerlich durch allerlei Predigten ihm beikommen. Wir müssen ihm etwas von außen sagen, aber wir geben ihm nichts, was innerlich hineinwirkt. Es ist eine furchtbare Unwahrhaftigkeit, wie wir heute so zu der aufwachsenden Jugend stehen. Wir sagen, sie soll gut sein, aber wir geben ihr nichts, wodurch sie gut sein kann. Da kann sie uns nur folgen auf Autorität hin. Wenn wir imstande sind, dem Menschen bis zum hohen Lebensalter hinauf mit dem Säbel zu kommen, wenn er nicht folgt, dann geht es; und hinterher müssen wir die Macht des Polizeifeldwebels haben, der dafür sorgt, daß dasjenige, was wir sagen, von dem Menschen ausgeführt wird. – Eine für den Menschen ganz bedeutungslose Erkenntnis des Kopfes gibt besonders den Menschen für ihr Inneres gar nichts. Hier liegt der Grund, warum wir nicht herankommen können an die Menschen, die gerade in diesem wichtigen Moment stehen, daß sie das Geistig-Seelische in ein Wechselverhältnis bringen sollen zum Leiblich-Physischen. Was sollen die Menschen anfangen mit der Jugend, die aus dem Leben heraus das Geistig-Seelische mit dem Physischen in Beziehung bringen will?

Das ist dasjenige, wo wir morgen einsetzen wollen, um uns hineinarbeiten zu können in das Problem. Ich habe heute hauptsächlich eine Empfindung davon hervorrufen wollen, wie es eine ganze Weltanschauungsfrage ist, die einen beschäftigt in dem großen Moment, wo man den Zugang finden soll zu den Kinderseelen in einem ganz bestimmten wichtigen Lebensalter.

SIEBENTER VORTRAG

Stuttgart, 18. Juni 1921

Wir haben gestern mit einer Betrachtung begonnen, die von mir genannt wurde eine Art zeitentsprechender Gewissenserforschung, wie sie eigentlich dem Lehrer und Erzieher notwendig ist, wenn er sich gegenübergestellt fühlt gerade demjenigen kindlichen Lebensalter, das dem 14., 15. Lebensjahr entspricht, das nach außen hin die Geschlechtsreife darstellt und das eigentlich berücksichtigt werden sollte, nicht nur, wenn man es in der Erziehung und im Unterricht zu tun hat mit diesem Zeitpunkt des menschlichen Werdens, sondern das die ganze Schul- und Erziehungszeit hindurch berücksichtigt werden sollte. Es ist deshalb als notwendig bezeichnet worden, daß der Lehrer und Erzieher diesem Lebensalter gegenüber in unserer Gegenwart eine Art höherer Gewissenserforschung vornimmt, weil wir durch die ganze Art und Weise, wie wir selbst im abgelaufenen Zeitalter erzogen und unterrichtet worden sind, eigentlich ohne Verständnis dastehen müssen vor dem, was uns im Menschen gerade in diesem Lebensalter entgegentritt.

Wir werden uns von dem, was da eigentlich vorliegt, ein Bild machen können, wenn wir in der folgenden Weise vorgehen: Betrachten Sie zunächst den Menschen in den Zwanzigerjahren, so vom 21. bis zum 28. Jahr. Wir bezeichnen in der Geisteswissenschaft diese Zeit als die Geburt des Ich, als die Zeit, in der das Ich eigentlich im Leben zu seiner vollständigen Geltung kommt. Wir haben hervorgehoben, daß für das Mädchen so um das 14., 15. Jahr dieses Ich gewissermaßen sich auflöst in dem astralischen Leib und so noch unselbständig ist, während der astralische Leib eine gewisse Selbständigkeit schon im 14., 15. Jahr erhält. Beim Knaben haben wir gesagt, daß das Ich sich nicht auflöst im Astralischen, sondern eine Art zurückgezogenes Leben führt, und wir haben auseinandergesetzt, wie dasjenige, was uns auf der einen Seite beim Mädchen, auf der anderen Seite beim Knaben von 14 bis 21 Jahren entgegentritt, durchaus als ein Ergebnis dieser inneren Tatsache des Menschenwesens erscheint. Wenn aber mit dem 21. Jahre etwa das Ich voll zu seiner Geltung kommt, dann ist es so, daß der Mensch den

Menschen sucht und findet, und zwar in diesem Lebensalter eigentlich im vollsten Sinne: der Mensch den Menschen. Das ist deshalb eigentümlich, weil, wenn, sagen wir, ein Vierundzwanzigjähriger oder auch ein etwas jüngerer, aber nicht jünger als 21 Jahre, einen anderen, aber nicht älter als Achtundzwanzigjährigen findet, dann stehen sich die beiden so gegenüber, daß völlig gleich im Wechselverhältnis aufeinanderwirken: Geist, Seele, Leib. In diesem Lebensalter stehen eigentlich die Menschen einander als völlig gleich gegenüber im wechselseitigen Verkehr. Dieses im Leben zu beobachten, ist insbesondere für den, der pädagogisch tätig sein will, von einer großen Bedeutung. All der psychologische Firlefanz, der oftmals getrieben wird, setzt sich heute nur aus allerlei Wortweisheiten zusammen. Studieren muß man, wenn man heute wirklich das Leben kennenlernen will, so etwas wie diese besondere Nuance, die in Menschen lebt, wenn sie sich so gegenübertreten, daß sie beide zwischen dem 21. und 28. Jahr stehen.

Nehmen wir das andere: wir haben sich gegenüberstehen einen jungen Menschen zwischen dem 14. und 21. Jahr und einen älteren zwischen dem 28. und 35. Jahr. Diese beiden Menschen, ganz gleichgültig wie sonst die Geschlechter liegen, sind in einer gewissen Beziehung so, daß ein Verhältnis auf völliger Gleichheit sich nicht herausbilden kann, und dennoch ist wiederum, oder kann wenigstens wiederum, wenn gewisse Bedingungen erfüllt sind, von denen wir gleich sprechen werden, ein sehr bedeutsames Verständnis herbeigeführt werden. Wenn der Vierzehn-, Fünfzehn- Sechzehnjährige dem Achtundzwanzig-, Neunundzwanzig-, Dreißigjährigen entgegentritt, dann ist es nämlich so: Dasjenige, was sich mehr leiblich, durch den astralischen Leib bei dem Vierzehn- bis Einundzwanzigjährigen herausbildet, mehr im äußeren Gebaren in der Art und Weise, wie die jungen, noch kindlichen Menschen sich ins Leben hineinfinden, durch das Geschickterwerden oder durch das Idealehaben – dieses ganze mit der Außenwelt in Beziehungtreten, was sich da herausbildet –, das ist mehr, ich möchte sagen, mit der Unbewußtheit behaftet, mit der eben das Leibliche nach außen behaftet ist, wenn es sich nach außen entwickelt, und das tritt in einer seelischen Form mehr innerlich beim Menschen zwischen dem 28. und 35. Jahre auf. Daher ist es so, daß der Mensch zwischen dem 28. und 35. Jahre am besten prädestiniert ist, zu fühlen und zu empfinden, seelisch wahrzunehmen dasjenige, was in einem 14 bis 21 Jahre alten Menschen vorgeht. Und wiederum die letzteren sind besonders dazu geeignet, aufzuschauen zu denen, die 28 bis 35 Jahre alt sind, weil sie gewissermaßen dasjenige in Betätigung, in innerer Aktivität sehen, was bei ihnen mehr in Unbewußtheit sich nach außen leiblich gestaltet.

Dieses Verhältnis ist bei den Griechen noch in einem sehr hohen Maße vorhanden gewesen, das Verhältnis zwischen den Menschen von 28 bis 35 Jahren zu den werdenden Menschen, zu den Kindern von 14 bis 21 Jahren. Es wurde einfach dieses Verhältnis instinktiv erlebt. Die griechischen Kinder sahen so zu den Älteren hinauf, daß sie natürlich nicht vollkommen bewußt, sondern mehr instinktiv sagten: Die haben seelisch dasjenige, was wir im äußeren Leibe haben; da tritt uns in verfeinerter Gestalt entgegen, was wir außen haben. Und der Grieche, wenn er in das 28., 29. Jahr hineinkam, er hatte ein ungeheures Wohlgefallen an demjenigen, was sich herausbildete und offenbarte in den Vierzehn-, Fünfzehn-, Sechzehnjährigen. Dieses instinktive Leben des Menschen, wo nicht nur, wie es bei uns ist, abstrakt Mensch zu Mensch in ein Verhältnis tritt, sondern wo die Lebensalter in ein Verhältnis treten, dieses Instinktleben, wo man dem anderen etwas ist dadurch, daß man jünger oder älter ist, dieses instinktive Verhältnis, das ist dasjenige, was bei den Griechen noch außerordentlich stark vorhanden war, das wirklich wirkte zwischen den Menschen.

Und nun bedenken Sie, wie es eigentlich da war in diesem Griechenland. Da war es so, daß das Kind heranwuchs in der Verehrung des Dreißigjährigen, daß es aber stark fühlte: Du mußt jetzt deine Gleichjährigen aufsuchen, wenn es über die Zwanzigerjahre hinausging. Das gab Mannigfaltigkeit, Innerlichkeit. Das gab auch dem sozialen Leben eine gewisse Struktur. Und das ist dasjenige, was eigentlich betont werden muß, weil wir heute, wo dieses Instinktleben nicht in dem Menschen ist, gerade als Lehrer und Erzieher im Grunde genommen verständnislos gegenüberstehen hauptsächlich dem Alter, das mit dem 14., 15. Lebensjahr beginnt. Es enträtselt sich uns nicht, denn wir haben, wie ich es schon gestern betonte, niemals Vorstellungen und Begriffe aufgenommen, die so wirken können in unserem Empfindungs- und Gefühlsleben, daß diese Instinkte, die uns durch die Naturentwickelung abhanden gekommen sind, wiederum in einer bewußteren Weise aufleben können. Und wir werden, wenn wir nicht eintreten auch auf dem Gebiet der Pädagogik und Didaktik in anthroposophische Geisteswissenschaft und dadurch solche Empfindungs-, solche Gefühlsverfeinerungen wiederum in uns anregen, allmählich immer mehr und mehr Klüfte aufrichten zwischen den älteren Menschen, also auch den Lehrern und Erziehern, und namentlich diesen älteren Kindern. Diese Klüfte werden wir aufrichten, so daß wir uns zuletzt einzig und allein darauf zurückziehen können, durch das Wort zu befehlen, das oder jenes muß geschehen. Wir werden darauf rechnen, daß, wenn wir selber in der Schule nicht mehr befehlen können, dann der Polizeifeldwebel da ist, von dem die Menschen wissen, der ist da, wenn sie nicht folgen, wenn sie sich nicht so verhalten, wie man ihnen befohlen hat. Aber das Innerliche des Verhältnisses von Lehrer zu Schüler, das können wir nicht erreichen, wenn wir nicht, so scheinbar theoretisch das auch klingen sollte, unseren ganzen Menschen anregen durch solche Gedanken, die wiederum, und jetzt bewußt, dasjenige in uns wachrufen, was einstmals das Instinktleben den Menschen gegeben hat.

Deshalb sagte ich Ihnen gestern: Was wir heute lernen, daß die einzelnen Stoffe und Wesenheiten des Naturdaseins aus etlichen 70 Elementen zusammengesetzt sind, das gilt nur für uns, wenn wir einmal gestorben sind und als Leichname im Grabe liegen, für unsere Leichname. Es hat gar nichts zu tun mit dem Menschlichen, was da demonstriert wird durch Chemie und Physik. Es hat nur insofern auf den Menschen einen Bezug, als sein Leichnam nach denselben Gesetzen verfault, verwest, nach denen sich diese 72 oder 74 Elemente verhalten. Dagegen hatte man noch im 4. nachatlantischen Zeitraum, und insbesondere bei den Griechen jene Anschauung ausgebildet, auf die wie auf etwas Kindliches herabgesehen wird, wie ich das gestern auseinandergesetzt habe, die aber eben, wenn sie richtig erfaßt wird, den Menschen etwas ganz anderes gibt, die Anschauung, daß man es mit den 4 Elementen zu tun hat: Feuer, Wasser, Luft, Erde. Und ich habe Ihnen gesagt, nicht unter dem Bild grober Sinneseindrücke, grober Sinnesmaterie dachten sich etwa die Griechen diese 4 Elemente, sondern sie dachten sich das Feuer als dasjenige, was zugleich die Qualität Warm und Trocken enthält, das Wasser dachten sie sich kalt und feucht. Aber diese lebendigen Begriffe, die sie damit verknüpften, konnten sie auf mancherlei anwenden. Sie konnten sie erstens anwenden, indem sie lebendig dasjenige durchdachten, was für sie Wärme, was für sie Luft war, was für sie Feuer, Wasser und Erde war, worin sie Bilder sahen, ganz bestimmte Bilder. Sie konnten sie anwenden auf die Art und Weise, wie im Menschen von seiten des Ätherleibes aus die Mischung und Entmischung, die Synthese und Analyse der Stoffe stattfindet; wie da der Ätherleib arbeitet am physischen Leib, wie er von der Geburt bis zum Tode am physischen Leib arbeitet, das konnten sie da durchdenken; während wir eigentlich nur denken können, was der physische Leichnam im Grabe macht nach unseren physikalischen und chemischen Gesetzen. Das konnten die Griechen und ihre Nachfolger bis ins 15. Jahrhundert herein denken, wie der Ätherleib arbeitet an dem physischen Leib, indem er nach Art des Feuers das Warme und Trockne qualitativ entwickelt, indem er nach Art des Wassers das Kalte und Feuchte entwickelt, nach Art der Erde das Kalte und Trockne und so fort.

Das ist aber ein viel lebendigeres, inneres Arbeiten, wenn man mit diesen 4 Elementen nun den Menschen anschaut; denn man ist dadurch imstande, das Betätigen seines Ätherleibes mit den physischen Substanzen vorzustellen. Und man wird innerlich viel lebendiger, wenn man das so vorstellt als Lebendiges, insbesondere wenn man das andere hinzufügt, was die Griechen auch noch lebendig vorgestellt haben.

Sie haben sich folgendes vorgestellt (es wird gezeichnet): Sehen Sie, heute hat man die Erdoberfläche, darauf grünende Pflanzen. Ja, wie stellt man sich dasjenige vor, was da geschieht in der Pflanzenwelt? Ja, man kommt natürlich auch nur so weit, als man es erklärbar hält nach den chemischen Analysen und Synthesen, die man an den etlichen 70 Elementen sich aneignet. Das andere, das leugnet man entweder hinweg, oder aber man versucht es nach Analogie des mineralischen Wechselspieles vorzustellen. Was eben im Durcheinanderspiel des Chlorophylls, des Pflanzengrüns, mit irgendwelchen äußeren Entitäten stattfindet, wenn die Pflanze nach oben schießt, das möchte man sich auch so vorstellen wie dasjenige, was in der Retorte vor sich geht. Man sagt es nicht, aber es bricht eine solche Betrachtungsweise überall durch. Man betrachtet es als eine Art Mineralisches. Die Griechen haben, wenn sie es auch nicht deutlich ausgesprochen haben, sich gesagt: Da wirkt aus der Erde herauf von unten nach oben dasjenige, was Erde ist, was das Kalte und Trockene ist, das wirkt da von unten herauf und sobald die Pflanzen herausbrechen über die Erdoberfläche, dann wirkt, in freier Tätigkeit herausquellend, die Pflanze mit ihrer Grünheit, mit ihrer Blütenfarbigkeit, da wirken Wasser, Luft – aber so, wie es sich die Griechen vorstellten –, und da wirkt, alles in sich einfassend, das Feuer. Da draußen wirken durcheinander das Warme und Trockene, das Kalte und Feuchte, das Warme und Feuchte, und dasjenige, was da durcheinanderwirkt, feucht und trocken und warm und kalt, dieses Qualitative, das da ineinander webt und ineinander wirbelt, das wirkt über der Oberfläche der Erde in der Pflanzenwelt. – Das muß man anschauen. Schaut man es an und schaut dann weg auf den Menschen hin, wie sein Ätherleib da drinnen arbeitet, da hat man etwas Ähnliches. Aber man fühlt sich drinnen, indem man das ganze Leben der Pflanze ansieht, angeregt durch eine solche Anschauung, ich möchte sagen, in sich selber hereinzuleben dieses Pflanzenleben, dieses objektive Leben. So ein Grieche hatte die Empfindung: da draußen blüht und gedeiht und wächst alles und verändert sich. Das wirkt auch in mir. Es war ja nicht so etwas Fernes, was er sich unter dem Wirken seines eigenen Ätherleibes vorstellte. Er sagte sich: Dasjenige, was da in mir als Ätherleib ist, bleibt mir nichts Unbekanntes. Gewiß, in mir sehe ich es nicht, aber wenn ich den Blick auf alles richte, was da grünt, was um mich ist, bietet sich mir dar, was in mir selber ist.

Und wenn ein solcher Grieche, nicht in seiner jetzigen Inkarnation, sondern als alter Grieche, wieder aufstehen würde und ein Chemiker von heute käme zu ihm und sagte: Das ist alles Unsinn, was ihr da sagt. Wir sind längst über die 4 Elemente, Feuer, Wasser, Luft und Erde hinaus, das ist alles eine kindische Vorstellung, es gibt Wasserstoff, Sauerstoff, Chlor, Brom, Jod und so weiter – und zählte ihm diese 76 Elemente auf, da würde der Grieche sagen: Dagegen habe ich nichts, das kannst du schon machen, das ist nur dasjenige spezialisiert angesehen, was ich da unten in dem Kalten, Trockenen als Erdenwirkung habe. Aber weiter bist du nicht gekommen als bis zur Spezialisierung des Kalten und Trockenen. Von Wasser, Feuer und Luft verstehst du überhaupt nichts. Du hast keine Ahnung, was da draußen wirbelt in der Pflanzenwelt. Von dem Ätherischen, das du selber in dir trägst, hast du keine Ahnung. Du kannst gar nicht reden über die Pflanzenwelt. Denn mit demjenigen, was du da in deinen 76 Elementen aufzählst, hast du noch keinen Begriff von demjenigen, was in der Pflanze wirkt.

Sie müssen nur fühlen, wie unsere Worte lebendig werden, wenn wir so dasselbe in dem Menschen drinnen fühlen wie in diesem ganzen Grünenden der Welt, wenn das uns nicht etwas ist, was wir nicht durchschauen. Und Sie können ganz sicher sein, daß, wenn es einmal wiederum so lebendig wird, daß es in die Erziehung aufgenommen wird, das wird nicht bloß, indem es als eine innerliche, seelische Nuance unsere Worte durchzieht, wirken in abstrakten Beziehungen zur Seele, das wird den Gesichtern wiederum Farbe geben. Das wird die ganzen Menschen verwandeln, das wird eine wesentlich harmonische Wirkung haben. Die Stimme der Lehrer wird viel gesünder klingen. Sie wird ganz anders wirken, ohne daß Sie auf irgend etwas anderes Rücksicht nehmen. Denn alle diese Kunstpädagogiken, wo man sagt, wir müssen das so machen und so machen, es muß so und so sein, sind im Grunde genommen Treibhauspflanzen von einem Gewächshaus. Gewachsen muß das sein, was wirkliche Pädagogik ist. Das muß mit unserem Vorstellungenbilden, mit unserem Empfinden so aufgenommen werden, wie naturgemäß die Dinge von uns aufgenommen werden, die im Blut wirken, in die Nerven wirken, die mit uns heranwachsen durch unsere Organisation.

Im Grunde genommen ist es schon der Beginn des Unfugs, wenn man jemandem zumutet, man soll ihm sagen: das muß so und so gemacht werden. Das ist schon der Anfang von dem, daß man zum Ofen sagt: Du bist doch eigentlich hingestellt in die Ecke des Zimmers, und es ist deine Ofenpflicht, du sollst warm machen –, davon ist es schon der Anfang, wenn man so eine Kunstpädagogik hat. In den Ofen wirft man Holz hinein und zündet es an. Eine Pädagogik braucht eine richtige Menschenerkenntnis, die auch lebendig wird in dem ganzen Menschen, die in unser Empfinden, die aber auch in den Willen geht. Es ist nötig, daß wir eine solche Menschenerkenntnis ausbilden.

Und nun hat der Grieche ja nicht nur angeschaut, was da draußen in der Vegetation lebt, sondern er hat hinaufgeschaut in die Weltenweiten und hat da zuerst wahrgenommen die kreisenden Planeten, wie er sagt, von dem Monde bis zum Saturn. Er hat dann den Blick weiter hinausgerichtet in die Sternenwelt, und da hatte er das Gefühl: Stehe ich hier auf der Erde mit der umgebenden Pflanzenwelt, so durchdringt mich Feuer-, Luft-, Wasserwirkung. Die Pflanzenwelt durchdringt Feuer-, Luft-, Wasserwirkung. Dasjenige, was ich in Wirksamkeit anschaue, das rhythmisiert auch in mir selber. Ich trage eigentlich das ganze Jahr in mir, denn so wie da draußen mit der Pflanzenwelt im Grünenden und Verwesenden das Trockene und Feuchte harmonisiert, wie da das Kalte und Warme verfährt, so verfährt auch mein Ätherleib mit mir, nur daß ich eine ganze Welt in mir trage, so daß das, was draußen in einem langen Zeitraum sich abspielt, sich nach kürzeren Rhythmen in mir selber abspielt. Er fühlt sich in dieser Welt als lebendiges Wesen. Dazugehörig zu diesem Erdenwesen fühlt er sich. Er sagt sich: Wo die Pflanzen sind, da fängt es an, Wasser, Luft, Feuer, Erde, die einander durchdringen. Da geht hinauf das Ätherische mit seiner Wirksamkeit; aber nun kommt ihm entgegen von dem Weltenall, strahlt von außen herein entgegenkommend im Feuer, in der Luft, im Wasser dasjenige, was Sternenwirkung ist, was zunächst die planetarische Wirkung ist. Ich würde zwar einen Ätherleib in mir haben, wenn diese planetarische Wirkung nicht da wäre, Pflanzen wären da, aber es könnte sich in mir zum Beispiel nicht formen, sagen wir, das Vorderhirn, wenn nicht die Kräfte des Saturn von außen hereinwirkten; es könnte sich in mir nicht der Kehlkopf ausbilden, wenn nicht der Mars von außen wirkte, es könnte sich das Herz nicht ausbilden, wenn nicht die Kräfte von draußen hereinstrahlten. Und so dachte sich der Grieche: Von draußen strahlen nur die Kräfte herein; hinaus strahlt das Ätherische und von unbestimmten Weltenweiten herein strahlen, modifiziert durch die Planeten, die Kräfte, die dasjenige, was über das Pflanzenhafte hinausgeht, in mir konstituieren. Und der

Grieche fühlt: ich hätte kein Vorderhirn, ich hätte keinen Kehlkopf, kein Herz, keinen Magen, wenn da draußen nicht wären der Saturn, der Mars, die Sonne, der Merkur. So fühlt er sich in diesen seinen Organen so zusammengehörig mit den Weltenweiten, wie er sich in seinem Ätherleib zusammengehörig fühlt mit Feuer, Wasser, Erde, Luft. Gewissermaßen sah er Feuer, Wasser, Erde, Luft als das ihm nächste. Und er sah die Kräfte, die in Feuer, Wasser, Luft und Erde so durcheinander wirbelten, daß da auch Herz, Lunge und so weiter möglich wurden.

Ja, das brachte es dahin, daß der Grieche sich schon einfach mit seiner Leiblichkeit nicht nur als ein Ergebnis der Erde fühlte, sondern als ein Ergebnis des äußeren Kosmos so, daß er sagte: Ich stehe neben der Pflanze, aber in mir wirken die Kräfte des Kosmos. Sie dringen auch bis zur Pflanze, aber bei der Pflanze wirken sie von außen; sie können nicht hinein, können sie nicht bis zu Organen durchorganisieren. In mir dringen sie in alles dasjenige hinein, was ich mit dem Tier gemeinschaftlich habe. Und ich kann in der Organisierung desjenigen, was da vom Weltraum hereindringt, bis zum Tierkreis gehen. Da habe ich die Sphäre abgeschlossen, in der ich alles dasjenige beobachten kann, was in mein Tierisches und in das Tierische der umliegenden Tiere hereindringt. Ich beobachte die Tiere, ich beobachte sie in ihren verschiedenen Formen, zum Beispiel den Löwen. Ja, da habe ich in der Gestalt des Löwen ein bestimmtes Zusammenwirken der Planeten mit dem, was Fixsternwesen ist, das durcheinander wirkt. Da lerne ich verstehen, warum der Löwe so und so gebaut ist, wie er ausschaut. Ich lerne verstehen, warum ein anderes Tier so und so aussieht. Ich lerne das Tierische um mich herum kennen, lerne den astralischen Leib kennen. Ich fühle es in mir, wie ich früher das Pflanzenhafte und Ätherische in mir gefühlt habe. Ich bin mit der Tierheit der Erde zusammen ein Bewohner nicht bloß der Erde, sondern desjenigen, was im Weltenraum pulsiert, dadurch, daß Sterne da sind.

Ja, das gibt in der Tat wiederum empfindungsgemäß etwas, was den Menschen durchdringt damit, daß er sagt: Ich sehe ja allerdings um mich herum Wesenheiten, die nach mineralischen Gesetzen geformt sind; aber dazu gehöre ich nicht, auch alles das, was Pflanze ist nicht, das Tier schon erst recht nicht. Ich kann nicht auf der Erde sein durch die Kräfte, die bloß aus der Erde herauskommen. Dieses Sich-Fühlen im ganzen Weltenraum, das macht im wesentlichen das aus, was gerade im Griechen lebte, das war bei ihm noch instinktiv.

Das Ich wurde dann ebenso gesucht außerhalb des Tierkreises wirkend, außerhalb der Sphäre, durch die nur der Tierkreis ausgespart ist, als etwas durch und durch Geistiges, für das man überhaupt kein sinnliches Korrelat findet außer dem Abbild dieser ganzen Sphäre: der Sonne. Da kommen wir zur Sonnenvorstellung, die man gehabt hat, die eigentlich auch schon in Griechenland etwas dekadent geworden ist, die aber durchaus noch in älteren Zeiten vorhanden war.

Unsere Physiker und unsere Astronomen, ja, die stellen sich vor, daß da draußen irgendwo im Weltenraum 20 Millionen Meilen von uns entfernt, irgendeine große Kugel ist aus Gas. Das brennt, und aus diesem riesigen kosmischen Ofen, Gasofen, der noch dazu keine Wände hat, strahlt das Licht und die Wärme nach allen Seiten hin. Das ist diejenige Vorstellung, die heute einzig und allein dem Menschen zukommt, der kein Dilettant ist, der ein Fachmann ist, selbstverständlich. Aber man muß eben heute ein Fachmann sein, um eine solche Vorstellung zu haben. Sie werden der Wahrheit auf diesem Gebiet schon näher kommen, wenn Sie das Folgende vorstellen: Denken Sie sich einmal, Sie stünden in lauter Licht. Überall wäre Licht. Aber es wäre nirgends ein Gegenstand, der Ihnen das Licht zurückstrahlte. Es käme Ihnen dann das Licht von nirgends her zurück: es wäre ganz finster in diesem lichterfüllten Raum. Sie sähen drinnen nichts, und es wäre total finster. Wenn nur Licht da wäre, wäre es total finster. Das Licht kommt nur zurück, wenn es irgendwo aufgefangen wird, sonst können Sie es nirgends sehen. Im lichterfüllten Raum ist es total finster. Das stellte man sich in einer besseren Zeit durchaus so vor – man wußte, daß da oben nicht der riesige Gasofen ist –, da ist nicht bloß leerer Raum, sondern da ist weniger als Raum, vom Raum noch ins Negative gehend. Unsere Physiker würden höchst erstaunt sein, wenn sie hinauffahren könnten: wo sie den Gasball hinversetzen, da ist gar kein Gasball, da ist ja gar kein Raum, es ist ausgesparter Raum, Raumsaugekraft. Dieser ausgesparte Raum ist da. Überall ist Raum, Raum und so weiter. Da aber ist negativer Raum, weniger als Raum. Man muß sich nur etwas vorstellen können unter dem «weniger als Raum». – Vorläufig können sich doch die Menschen vorstellen, daß weniger als kein Geld Schulden sind.

Aber das Räumliche hat eine Grenze und das Negativ-Räumliche fängt das Licht auf, da kann es nicht durch, durch die negative Leerheit; es wird zurückgestrahlt, und erst dadurch wird die Sonne sichtbar. Überall ist da das Licht. Dasjenige, was die Sonne ist, ist eben nur eine Rückstrahlungswesenheit, ein Rückstrahlungsapparat für das überall verbreitete Licht. Und dieses Licht hat seinen Ursprung nach griechischer Anschauung eben noch weiter, als sie den Tierkreis sich dachten; das kommt aus den Weiten des Weltalls herein, nicht aus dem Raum hier. Aber da wird es aufgefangen, und durch die Sonne sichtbar, und dadurch hängt mit dem, was höher ist als die Planetenwirkung, die Ich-Wirkung zusammen. Dadurch hat die Sonne etwas mit dem Ich zu tun, daß sie weniger ist als ein Raum, daß sie leerer ist als ein leerer Raum, daß da draußen, wo die Sonne eben ist, gewissermaßen aufhört alle Materialität und die Geistigkeit sich dort bricht. Deshalb fühlte sich der Grieche so sonnenverwandt, weil er das Ganze geistig verstand.

Bis in das 6. Jahrhundert, namentlich bis in die Mitte des 4. nachchristlichen Jahrhunderts reichte noch herein in das Bewußtsein des Abendlandes etwas von einer lebendigen Empfindung dieses Ins-Geistige-Hineinkommens, wenn man in den Kosmos hinaufblickte. Und deshalb wird dasjenige, was hier geschildert wird, nicht geschildert in den äußeren Planeten, sondern in den Hierarchien, die als Wesen da oben dasjenige bewegen, was äußerlich sich als Planetenwelt ankündigt. Man muß schon diese lebendige Vorstellung haben, dann wird man dazu kommen, überhaupt sich ganz anders in der Welt drinnen als Mensch zu fühlen.

Wenn man nun die Tierwelt von diesem Gesichtspunkte aus überschaut, sagt man sich: Das ist da in einem drinnen. Das macht ja in einem die Organe. Aber wenn ich da draußen die Tiere sehe: die sind abgeschlossen in ihren Formen. Ich bin keine solche Form geworden. Ich schaue nicht aus wie ein Löwe, schaue nicht aus wie ein Stier, wie der Ochse oder wie das Schwein, sondern das alles ist in einer Synthese in mir enthalten. Ich trage die Anlage von alledem in mir. Wäre ich nicht durch die Sonnenwirkung zum Ausgleich von alldem gekommen, so würde ich eigentlich ein Kerl sein, in dem die ganze Tierwelt durcheinanderwirbelt, durcheinanderwühlt. Es ist nur ausgeglichen, ins leibliche Gleichgewicht gebracht durch die Sonnenwirkung. Und was ist dadurch bewirkt, daß ich eigentlich die Anlage zu allen Tieren in mir trage, zu der ganzen Tierwelt, aber unterdrückt? Dadurch kann ich Formen denken. Dadurch kann ich Imaginationen denken. Die Tiere sind äußerlich gebildet nach ihren Imaginationen; sie sind die lebendigen Imaginationen, sie wandeln herum als Imaginationen. Die imaginative Welt ist mir ja überhaupt äußerlich ganz sichtbar, indem ich die Tierwelt überblicke. Aber dieselben Formen sind in mir. Die sind in mir dadurch als Gedankenbilder, daß ich es nicht äußerlich geworden bin, daß ich es nicht räumlich geworden bin.

Wenn man noch weiter zurückgeht, sagen wir in der Zeit vor Thales, würde man noch in den Mysterienschulen und bei denen, die drinnen gelehrt haben, ein deutliches Wissen finden, wie es bei *Plato* noch durchdringt in seinen esoterischen Schriften, ein deutliches Wissen, das sich so ausspricht: Logik, was ist denn das? Zoologie, das ist die lebendige Logik; denn wenn das eine in eine geistig abstrakte Form kommt, wozu wir veranlagt sind – was in der Tierwelt zum Ausdruck kommt und was sich in uns gegenseitig harmonisiert –, dann entsteht in uns das lebendige Gedankenspiel; das ist das Treiben der Tierwelt in unserem Gedankenspiel, und Logik ist Zoologie. – Dann allerdings kam der Sokratismus des *Aristoteles*, wo kein Bewußtsein vorhanden war von diesen Dingen. Und da machte man die abstrakte Logik, da machte man aus einem lebendigen Wahlverwandtschaftsverhältnis das Verhältnis des Urteils, die abstrakten Beziehungen von Begriff zu Begriff, wie sie in der Logik des Aristoteles zum Ausdruck kommen, die den Menschen, der damit etwas zu tun hat, zur Verzweiflung treiben kann, weil sie nirgends anzufassen ist.

So fühlt man, denkt man, bildet man Begriffsbilder, weil man eigentlich dasjenige, was draußen ausgebreitet ist in der Tierwelt, in sich trägt. Ja, da verwächst man ganz anders mit der Welt, wenn man das entwickelt. Da wird das Wollen und das Fühlen in einer ganz anderen

Weise belebt. Da fühlt man seine Verwandtschaft mit den Reichen der Natur. Und da bekommt man allmählich eine Empfindung dafür, was es denn eigentlich heißt, daß in uns etwas Astralisches wirkt, nicht bloß etwas Ätherisches. Wenn man nicht die abstrakten Begriffe bekommt, die heute verbreitet werden, sondern das lebendige, innere Angeregtsein durch positive Formen, und dann den vierzehn- bis fünfzehnjährigen Menschen vor sich hat, dann lernt man diesen vierzehn- bis fünfzehnjährigen Menschen beobachten. Dann wird durch das, was man innerlich empfängt, das Auge und das Ohr geleitet zu dem, wie man sich in der nächsten Stunde verhält. Das Auge wird geführt und geleitet, und das Ohr wird geführt und geleitet, und wir werden erst dadurch zur Beobachtung angeregt, was in den vierzehn- bis fünfzehnjährigen Menschen vor uns hintritt. Wenn wir das nicht haben, wenn wir uns nicht durchdringen mit einer solchen Geisteswissenschaft, die in die Empfindung hineingeht, so stehen wir ja vor dem vierzehn- bis fünfzehnjährigen Menschen da, etwa – in meiner Jugend haben die Leute gesagt – wie der Ochs vor dem Sonntag, wenn er die ganze Woche Gras gefressen hat.

Das ist es, was wir in unsere Bildung, in unsere Zivilisation, in unsere Wissenschaft hineinbringen müssen, daß sie überhaupt etwas ist, daß sie eine Realität ist, daß sie nicht bloß eine Summe von bloßen Namen, nicht bloß ein Nominalismus ist, daß sie etwas Reales in uns entzündet und befeuert. Dadurch werden wir dann den Menschen beobachten. Aber das ist nicht gemeint, daß wir so verschmitzt an den Menschen herantreten und uns notieren, wie er ist. Das ergibt sich durchaus wie etwas, was von selbst an uns herankommt. Wir kommen zu einem Urteil über jedes einzelne Kind, wir brauchen es nicht auszusprechen, weil wir es beweglich in unserem Inneren haben. Dann können wir es heraufheben ins Bewußtsein, und wir handeln in der Klasse nach diesen zahlreichen Urteilen, die da in uns so leben und wogen, wie in den wahren Gedankenformen die ganze Tierwelt lebt. Denken Sie, wenn wir das alles wissen müßten, wenn wir uns klar sein müßten, wie der Löwe das Lamm frißt, wenn wir das alles zum Bewußtsein bringen müßten, wie das wäre. – So können wir auch nicht alles dasjenige, was in unserer Umgebung lebt, in uns zu Urteilen anregen. Das können wir nicht zum explizierten Bewußtsein bringen. Aber es kann da sein. Wir können darnach handeln. Wir stehen drinnen unter den Schülern und handeln darnach, wenn wir nicht von einem solchen Wissen, einer solchen Wissenschaft ausgegangen sind, die nur mit abstrakten Begriffen und abstrakten Naturgesetzen rechnet, und zu solchen Dingen überhaupt nicht in die Lage kommt aufzublicken. Das ist ja ganz selbstverständlich, wenn sich die Menschen vorstellen, daß draußen im Weltenraum der große Gasofen ohne Wände kocht, dann werden sie auch nicht zu einer besseren Menschenerkenntnis kommen.

So muß die große Gewissenserforschung eintreten, die darin besteht, daß wir uns sagen: wenn wir nicht mit allen Kräften hinarbeiten auf eine geisteswissenschaftliche Durchdringung unseres Instinktiven und unseres Gefühls- und Empfindungslebens, so verstehen wir das Kind im 14., 15. Lebensjahr nicht mehr. Wir lernen es erst verstehen, wenn wir zu einer solchen Bildung vordringen. Das ist gemeint, wenn immer gesagt wird: Anthroposophie ist selbst eine Pädagogik; nämlich sie wird Pädagogik, wenn man in die Lage kommt, erziehen zu können. Und es braucht nur das aus den Tiefen der menschlichen Seele hervorgeholt werden, was durch Anthroposophie in die Menschenseele gelegt wird, wenn es zur Pädagogik kommen soll. Ich möchte sagen, dem, was in jedem Menschen ist, braucht nur eine pädagogische Richtung gegeben zu werden, so wird anthroposophische Menschenerkenntnis eben durchaus auch Pädagogik.

Ich habe gestern zu denjenigen gesagt, die die 10. Klasse haben, man solle anfangen mit einer gewissen Menschenerkenntnis. Ja, das ist dasjenige, was eine solche Menschenerkenntnis darstellen will, daß wir den Menschen wiederum hinstellen in das ganze Weltall nach Leib, Seele und Geist. Wir sollten eigentlich, wenn wir richtige Pädagogen auf diesem Gebiet der Menschenerkenntnis sind, jede Anatomie, jede Physiologie so in die Hand nehmen, daß wir uns informieren über dasjenige, was da durch eine geistlose, jahrhundertlange Arbeit zustande gekommen ist. Aber es sollen bloß Informationsbücher sein, und wir sollten niemals versäumen, dasjenige hineinzugießen in diese Informationsbücher, was wir der Anthroposophie entnehmen können. Dadurch wird erst dasjenige beleuchtet, was aus diesen Informationen, eben aus den gebräuchlichen Dingen, herauskommt. Sie müssen sich ganz anders zur Literatur stellen, als sich die anderen dazu stellen. Gegewiß werden Ihnen dann die Urteile entgegenklingen, Sie seien hochnäsig und so weiter. Aber das muß heute schon ertragen werden. Es muß ertragen werden, daß Sie in dem, was heute unsere Wissenschaft, was heute unsere Bildung bietet, nur eine Grundlage sehen zur Information, so wie der Grieche, wenn er auferstehen würde, vielleicht zur Chemie greifen würde und sagen würde: Das, was ich einerseits von der Erde weiß, daß sie trocken und kalt ist, daß sie auf Pflanzen wirkt, das spezialisierst du mir. Es ist interessant, daß man es in Einzelheiten kennenlernt, aber du weißt nichts von der Gesamtwirkung, du weißt nur von einem Viertel. – Wir müssen wiederum zurückkommen zu einem solchen Wissen, das in Empfindung, Gefühl und Willen hineingeht, das unseren ganzen Menschen durchdringt, das auf seelischem und geistigem Gebiet etwas ähnliches ist wie das Blut auf leiblichem Gebiet; dann werden wir dadurch, daß wir andere Menschen werden, eben richtige Lehrer werden. Es verträgt das Lehrertum nicht jenes Automatentum der Menschheit, das dadurch zustande gekommen ist, daß man allerlei Treibhauspflanzen von Kunstpädagogiken erfunden hat. Jetzt experimentiert man sogar, weil man zu eigenen Begriffen kommen will; man experimentiert, wie die Erinnerung verläuft, man experimentiert, wie der Wille verläuft, sogar wie die Gedanken verlaufen. Das sind ja sehr nette Spielereien, bei denen gewiß etwas herauskommt. Man braucht nicht gegen das Spielen gerade zu sein, nicht bei Kindern und nicht im Laboratorium, aber es handelt sich darum, daß man die Einengung des Gesichtsfeldes, die dadurch hervorgerufen wird, bekämpft.

ACHTER VORTRAG

Stuttgart, 19. Juni 1921

Wir haben in dieser pädagogisch-didaktischen Betrachtung darauf hinweisen müssen, wie unser pädagogisches Wirken davon abhängt, was wir selbst in uns ausbilden, wie wir uns selbst in die Welt hineinfinden. Und wir haben gerade auf den jetzt schon mehrmals charakterisierten Lebenspunkt bei den Kindern hinweisen müssen, im 13., 14., 15. Jahre, bei dem es besonders darauf ankommt, daß wir selbst in einer richtigen Weise uns vorbereiten, an den Unterricht für diese Zeit heranzukommen.

Aber wir müssen auch unser ganzes pädagogisches Wirken so einrichten können, daß wir die Kinder bis zu diesem Punkt hin in der richtigen Weise vorbereiten. Alles hängt ja davon ab, daß das heranwachsende Kind in ein bestimmtes Verhältnis zur Welt hineinwächst. Dieses Verhältnis zur Welt kündigt sich gerade in dem Lebensalter, von dem wir jetzt reden, ganz besonders dadurch an, daß beim Knaben sowohl wie beim Mädchen in einer gewissen Weise die Hinneigung für Ideale beginnt, die Hinneigung für das Leben in etwas, das zur äußeren sinnlichen Welt hinzukommen soll. Auch in den Ausartungen des kindlichen Lebens, in dem Lümmelhaften des Knaben, in den entsprechenden Eigenschaften, die wir beim Mädchen kennengelernt haben, lebt sich im Grunde genommen dasjenige aus, was man nennen kann Hinneigung zu einem übersinnlichen idealen Sein, gewissermaßen zu der höheren Zweckidee: Das Leben muß zu etwas da sein! – Das sitzt tief im Wesen des Menschen. Und mit diesem: Das Leben muß zu etwas da sein, das Leben muß Ziele haben –, muß man rechnen. Es ist für dieses Lebensalter ganz besonders wichtig, daß wir diesen gefühlten inneren Grundsatz: Das Leben muß einen Zweck haben –, nicht auf ein falsches Lebensgeleise bringen. Der Jüngling wird ja sehr häufig so betrachtet, daß er, wenn er so 14, 15 Jahre alt geworden ist und ihm alle möglichen Hoffnungen für das Leben vorschweben, sich leicht in die Empfindung einlebt: Das oder jenes muß so und so sein. – Und das Mädchen wiederum lebt sich in eine gewisse Beurteilung des Lebens ein. Gerade in diesem Lebensalter sind die Mädchen scharfe Kritiker des Lebens. Sie glauben viel über das zu wissen, was recht und unrecht, namentlich was gerecht und ungerecht ist. Sie setzen ein bestimmtes Urteil in die Welt hinein. Und sie sind von einer gewissen Sicherheit durchzogen, daß das Leben etwas bieten muß, was durch die Menschheit selbst aus ideellen Untergründen außen im Leben begründet sein muß. Diese Hinneigung zum Idealen und Ideellen ist eben in diesem Lebensalter stark vorhanden. Und es liegt während der ganzen Schulerziehung vom 1. Schuljahr an an uns, ob wir bewirkt haben oder nicht, daß das Kind in dieses Ideelle, in dieses Ideale, in der richtigen Weise hineinwächst.

Dazu ist es notwendig, daß wir uns selbst mit solchen Grundsätzen zu durchdringen wissen, die uns eine richtige Anschauung geben von dem Aufwachsen des Kindes. Theoretisch eignen wir uns ja durch die Geisteswissenschaft diese drei wichtigsten Gesichtspunkte an. Das Kind ist bis in das 7. Jahr hinein, bis in die Zeit, wo es die Zähne wechselt, im wesentlichen ein nachahmendes Wesen. Es wächst eigentlich dadurch heran, daß es dasjenige tut, was ihm von außen her vorgemacht wird, was es sieht. Es ist im Grunde genommen alle Betätigung des Kindes in dieser Zeit ein Nachahmen. In der Zeit des Zahnwechsels wächst dann das Kind hinein in das Bedürfnis, nach Autorität zu handeln, von seiner Umgebung zu hören, was es tun soll. Während es also früher selbstverständlich dasjenige hinnimmt, was in seiner Umgebung geschieht, das Gute und das Böse, das Wahre und das Irrige, und es nachmacht, hat es vom Zahnwechsel ab die Empfindung, es braucht nicht mehr bloß nachzuahmen, sondern es kann hören von seiner Umgebung, was es tun und was es nicht tun soll. Mit der Geschlechtsreife wächst das Kind hinein in die Empfindung, daß es nun selbst schon etwas beurteilen kann; aber es hat das Bedürfnis, sich anzulehnen, die selbstverständliche Autorität, die selbstgewählte Autorität zu finden, sich zu sagen: Der ist so, die ist so, daß man darauf etwas geben kann, wenn man sich ein Urteil zu bilden hat. – Das ist wichtig, daß wir das Kind in einer richtigen Weise in dieses Selbstverständliche der Autorität gegenüber hineinwachsen lassen.

Dazu müssen wir uns aber über die Bedeutung des Nachahmungstriebes klar sein. Dieser Nachahmungstrieb, was stellt er denn eigentlich dar? Man kann ihn nicht verstehen in seiner Bedeutung, wenn man sich nicht klar darüber ist, daß das Kind eigentlich aus der geistigen Welt herauswächst. Ein Zeitalter, das lediglich davon überzeugt ist, daß das Kind durch Vererbung heranwächst, daß es von seinen Voreltern und Eltern abstammt, ein solches Zeitalter kann sich eigentlich über das Wesen der Nachahmung nicht aufklären. Ein solches Zeitalter kommt ja überhaupt gar nicht zu den einfachsten lebensfähigen Begriffen. Ein solches Zeitalter sieht die chemische, die physische Welt, sieht, wie sich die verschiedenen Elemente, die man in der Chemie aufzählt, analysieren, synthetisieren, findet, indem es in das Lebendige heraufsteigt – aber das Lebendige in solcher Weise bearbeitet, daß diese Bearbeitung eine synthetische oder analytische ist –, einen Tatbestand wie den der Natur im menschlichen Leichnam im Grabe. Es findet die Wissenschaft, wenn sie eine solche Prozedur vornimmt, wie sie die Natur anwendet, wenn der Mensch im Grabe verfault, auch im Lebendigen: Kohlenstoff, Sauerstoff, Stickstoff und noch anderes. Und sie findet dieses Lebendige in der Form, die wir das Eiweiß nennen. Nun denkt man nach, wie nun da im Eiweiß, Kohlenstoff, Stickstoff, Wasserstoff, Sauerstoff wesenhaft synthetisiert sein können. Und man hofft darauf, daß man einmal finden wird, wie diese Elemente C, N, H, O eine Struktur bilden durch ihr Zusammensein in dem Eiweiß.

Nun, indem man auf dieses ausgeht, bekommt man überhaupt gar keine Vorstellung davon, was es mit dem Eiweiß, das dem Lebendigen zugrundeliegt, eigentlich für eine Bewandtnis hat. Wenn wir das Eiweiß in der Zelle so charakterisieren, gehen wir eigentlich den verkehrten Weg; denn in Wirklichkeit ist das so, daß die Triebe zum Zusammenhalten, die zum Beispiel in einem Bergkristall, in einem Pyritwürfel oder in einem anderen mineralischen Gebilde die Gestalt herausformen, in ein Chaos hineinkommen, indem sie sich zum Eiweiß bilden. Wir sollten nämlich, wenn wir das Eiweiß betrachten, das Augenmerk nicht darauf richten, wie sich die Gesetze komplizieren, sondern wie sie sich in ihrem gegenseitigen Wechselverhältnis paralysieren, wie sie aufhören, im Eiweiß zu wirken, wie sie im Eiweiß nicht mehr drinnen sind. Wir sollten statt der Struktur das Chaos suchen, die Auflösung. Wir sollten uns sagen: Die Stoffe werden in ihrem Zusammenwirken zum Chaos, wenn sie in denjenigen Zustand übergehen, wo sie als Eiweiß erscheinen; da kommen sie ins Unbestimmte. Da hören sie auf, sich gegenseitig zu beeinflussen und geraten in einen Zustand hinein, wo sie einem anderen Einfluß zugänglich sind.

Im gewöhnlichen Verhalten des Lebendigen ist dieses Chaotische durch die mineralischen Verhältnisse, die sich im Organismus abspielen, noch etwas zurückgehalten. Bei den Zellen, die wir im Gehirn, in der Lunge, der Leber haben, bei diesen Zellen, indem sie Eiweiß sind, wirkt noch dasjenige, was wir als Nahrungsmittel bekommen, und übt noch seine Kräfte auf sie aus. Da sind sie nicht Chaos. Bei denjenigen Zellen, die dann Fortpflanzungszellen werden, wird das Zellige im Organismus in eine Lage gebracht, daß es geschützt wird vor dem Einfluß der Nahrungsmittel, vor den Kräften, die mit der Nahrung aufgenommen worden sind. Bei den Geschlechtszellen wird es so, daß das Chaos fast vollständig da ist, daß alles Mineralische vollständig vernichtet, ruiniert ist als Mineralisches. Die Geschlechtszellen entstehen dadurch, daß im Menschen und im Tier und in der Pflanze auf mühselige Weise das irdisch-mineralische Wirken zerstört, ruiniert ist. Dadurch, daß das mineralische Wirken zerstört ist, wird der Organismus empfänglich für das kosmische Wirken. Jetzt können kosmische Kräfte von allen Seiten hereinwirken, und diese kosmischen Kräfte werden zunächst durch die Befruchtungszellen des anderen Geschlechtes beeinflußt, und dadurch wird dem Ätherischen das Astralische beigemischt. Wir können sagen: indem das Mineralische ins Eiweißartige hinein sich entmineralisiert, entsteht die Möglichkeit, daß nun, während sonst im Mineralischen immer Irdisches auf Irdisches wirkt, auf diesem Umweg durch das chaotische Eiweißartige das Kosmisch-Gesetzhafte hereinwirkt.

Die Naturwissenschaft wird das Eiweiß nie verstehen, wenn sie es auf dem Wege sucht, eine größere Komplikation beim organischen Molekül zu sehen als im anorganischen Molekül. Die Chemie und Physiologie ist ja heute hauptsächlich bemüht, die Struktur zu finden, wie die Atome in den verschiedenen Körpern angeordnet sind. Und dann denkt man sich, die Anordnung wird immer komplizierter und komplizierter, und am kompliziertesten ist sie dann beim Eiweiß. Das Eiweißmolekül tendiert nicht dahin, komplizierter zu werden, sondern die mineralische Struktur auszulöschen, so daß nicht das Irdische, sondern nur das Außerirdische Einfluß gewinnen kann. Da wird direkt unser Denken durch das moderne Wissen verwirrt gemacht. Wir werden direkt in ein Denken hineingeführt, das mit der Wirklichkeit gerade an den wichtigsten Punkten gar nichts zu tun hat. Und wir können uns daher nicht zu diesem Gedanken erheben, daß in den Menschen etwas hineinkommt, was nicht aus der Vererbungsströmung herkommt, sondern in ihn hineingetragen wird auf dem Umweg durch den Kosmos, weil uns unsere Auffassung von der Eiweißbildung daran hindert, dieses vorzustellen. Wir können ja nicht, wenn wir die heutige Vorstellung von der Eiweißbildung haben, von der Präexistenz des Menschen sprechen.

Das müssen wir schon einsehen, daß es ungeheuer wichtig ist, daß wir lernen, als Lehrer mit den Grundbegriffen des heutigen Wissenschaftswesens zu brechen. Mit den Grundbegriffen des heutigen Wissenschaftswesens kann man der Welt einen blauen Dunst vormachen, aber man kann nicht lehren. An unseren Hochschulen wird daher überhaupt nicht gelehrt, sondern an unseren Hochschulen, was wird denn da getrieben? Da befinden sich Lehrerkollegien, die halten durch eine gewisse Gewalt ihrer Innung zusammen. Und da müssen sich nun die jungen Leute versammeln und müssen sich für das spätere Leben vorbereiten. Das alles würden die Menschen nicht tun, weder die Alten noch die Jungen, wenn sie sich selbst überlassen wären, wenn sie auf ihre eigenen Entwickelungskräfte hinarbeiten würden. Deshalb muß man, damit sie es tun, zum Zwang greifen. Man muß sie zwangsmäßig zusammentreiben, so daß sie nur dadurch sich in das Leben hineinfinden, daß sie eine Zeitlang da eingefangen gewesen sind. Und man hat daher an diesen Instituten den allergrößten Anlaß, den Zwang nur ja nicht aufhören zu lassen. Es ist daher kindisch, wenn man glaubt, daß diejenigen Anstalten, die, nachdem überall der Innungszwang, das Zunftwesen aufgehört hat, sich als allerletzte das Zunftwesen erhalten haben, zuerst an der Spitze des Fortschrittes marschieren werden. Mit ihnen kann man am allerwenigsten rechnen, denn alles übrige Leben hat sich dazu bequemt, nicht in mittelalterlichen Zwangsmaßregeln zu arbeiten. So wie heute an den Universitäten gearbeitet wird, hat man im Mittelalter in den Gewerben gearbeitet. Die Universitäten sind die letzten Gebilde, die sich das alles erhalten haben.

Und da man nichts mehr von einer Empfindung hat von dieser Sache, so ist die ganze Sache im Grunde genommen so, daß sie in gewissen wichtigen Momenten eine theatralische Vorstellung entfalten. Eine solche Vorstellung tritt insbesondere im Zusammenhang mit dem Examenwesen hervor. Man denke sich nur, was da alles an Theatermacherei im Zusammenhang mit dem Examenwesen hervortritt. Das ist außerordentlich wichtig, daß man das von innen heraus versteht. Man muß auf einem anderen Weg, als die heutige Bildung ihn darbietet, Mensch werden, wenn man unterrichten und erziehen will. Man muß über die Grundbegriffe neue Vorstellungen gewinnen können, dann wird man eben zu einer wahren Vorstellung über das Nachahmungswesen des Kindes gelangen.

Wenn das Kind mit seiner Seele in der geistigen Welt drinnen ist, bevor es konzipiert wird, dann lebt es so in seiner geistigen Umgebung drinnen, daß es selbstverständlich alles aufnimmt, was in dieser seiner geistig-seelischen Umgebung ist. Und wenn es jetzt geboren worden ist und sich hereinlebt in dieses Leben, dann setzt es eigentlich die Tätigkeit fort, die es aus der geistig-seelischen Welt vor der Geburt gewohnt war. Das Kind zeigt uns in seinem Nachahmungswesen, daß es noch die Gewohnheit beibehalten hat von vor der Geburt, nur daß es, man möchte sagen, die Sache gewendet hat. Vorher hat es sich nach dem gerichtet, was sich im Inneren herausgestalten soll, was seine Weltumgebung war, und jetzt steht es der Welt von außen gegenüber. Es ist wirklich, wenn das Kind der Welt gegenübertritt, so, wie wenn es erst in einer Kugel drinnen war, und dann sich die Kugel von außen anschaut. Die Welt, die man mit den Augen sieht, bietet die Außenseite von demjenigen dar, was man sich vorher von innen angeschaut hat. Und dieses nachahmende Wesen ist ein Trieb in aller Regsamkeit des Kindes, eine Fortsetzung desjenigen, was in der geistigen Welt erlebt worden ist, und deshalb bildet sich in diesem Alter im Nachahmen zuerst überhaupt in der sinnlichen Welt das Verhältnis zur geistigen Welt aus.

Bedenken Sie nur, was das heißt! Bedenken Sie, daß das Kind sich der Außenwelt nach den Prinzipien der geistigen Welt, die es in den ersten Lebensjahren festhält, anbequemen will; daß das Kind in diesen Lebensjahren den Sinn für das Wahre entwickelt und daß es so in die Welt hineinwächst, daß es sich das Grundurteil bildet: die Dinge um mich sind ebenso wahr um mich herum, wie alles wahr war, was mir in durchsichtiger Helle in der geistigen Welt erschienen ist. Der Sinn für das Wahre bildet sich aus, noch bevor das Kind zur Schule gebracht wird. Gerade die letzten Phasen erleben wir noch, wenn uns das Kind zur Schule gebracht wird, und wir müssen jetzt diesen Sinn für das Wahre in der richtigen Weise empfangen. Denn empfangen wir ihn nicht in der richtigen Weise, dann stumpfen wir ihn ab, statt daß wir ihn richtig weiterentwickeln.

Denken Sie jetzt, wir bringen das Kind dazu, wenn es uns in die Schule hereingebracht wird, einfach in der gewöhnlichen Weise sich an dasjenige anpassen zu müssen, was zunächst ganz äußerlich an die Menschennatur herangetreten ist: Lesen und Schreiben. Dieses Lesen und Schreiben in unserer heutigen Form tritt ja ganz äußerlich an die Menschennatur heran. Dasjenige, was man da anschaut, was man macht im Schreiben, das wurde in verhältnismäßig nicht so weit zurückliegenden Zeiten noch ganz anders gemacht: es wurden Bilder gemacht; es erinnerte also nicht bloß in Zeichenart an die Wirklichkeit, sondern es bildete die Wirklichkeit ab. Wir führen die Kinder heute, wenn wir sie ohne weiteres an das Lesen und Schreiben heranführen, in ein ganz fremdes Element hinein. Sie können da nicht mehr nachahmen. Wenn wir sie so hineinführen, daß wir ihnen Bilder vorführen, künstlerische, bildhafte Formen beibringen, und wenn wir sie dazu anleiten, sich selber zu Abbildern der Welt zu machen durch ein der kindlichen Natur angepaßtes Musikalisches und so weiter, dann setzen wir dasjenige fort, was das Kind von selber tut, bis es in die Schule gebracht wird. Wenn wir das so machen, daß wir ihm einfach in der philiströsen Weise sagen: es muß ein I so machen und ein O so machen, so liegt kein Grund vor, sich für so etwas zu interessieren, mit so etwas sich zu verbinden. Das Kind muß in einer gewissen Weise verbunden sein mit demjenigen, was es tut. Und dasjenige, was jetzt an die Stelle des Nachahmungssinnes tritt, das kann nur der Schönheitssinn sein. Wir müssen beginnen von allen Seiten her zu arbeiten, daß es in der richtigen Weise sich von seiner Nachahmung loslöst, daß seine Nachahmung hineinwächst in ein richtiges, mehr äußerliches Verhältnis zur Außenwelt. Es muß hineinwachsen in die schöne Nachbildung. Von der Nachahmung muß es hineinwachsen in die schöne Nachbildung der Außenwelt. Und es muß eigentlich noch ziemlich undifferenziert dasjenige auftreten, was wir ihm in bezug auf die mehr nach der Betätigung arbeitenden Dinge beibringen und dasjenige, was wir ihm beibringen in bezug auf die mehr der Erkenntnis zugehenden Dinge.

Wenn das Kind eurythmisiert, wenn das Kind singt, was tut es denn da eigentlich? Es setzt sich in einer gewissen Weise, indem es die Nachahmung loslöst von sich, das Nachahmen fort. Es bewegt sich. Das Gesangliche und das Zuhören beim Musikalischen ist im Grunde genommen innerliche Bewegung, wie sie betätigt wird beim Nachahmen. Und wenn wir eurythmisieren mit dem Kinde, was tun wir denn da? Wir lassen es, statt daß wir ihm den Griffel oder die Feder in die Hand geben und es diese Dinge machen lassen, die das A und das E sind, und zu denen es einen reinen Erkenntnisbezug haben soll, durch seine eigene menschliche Gestalt dasjenige hineinschreiben in die Welt, was der Inhalt der Sprache ist. Wir abstrahieren nicht hin zu einem abstrakten Zeichen, sondern wir lassen den Menschen selber das hineinschreiben in die Welt, was er durch seinen Organismus hineinschreiben kann. Wir lassen ihn also in einer gewissen Weise die Tätigkeit fortsetzen, die er im präexistenten Leben hatte. Und wenn wir dann nicht zum abstrakten Zeichen, sondern zum Bild gehen im Schreiben- und Lesenlernen, so entfernen wir uns dadurch, daß es sein Wesen betätigen muß, nicht von seinem Wesen; wir lassen es nicht sich ganz entfernen von dem, was sein Wesen ist. Wir bringen übend und anstrengend das dem ganzen Menschen bei.

Denken Sie nur, wie entfernt voneinander in bezug auf Betätigung es ist, wenn wir das Kind auf der einen Seite in der rein physiologischen Turnstunde haben, wo wir es im Grunde genommen –

nur daß wir andere Mittel gebrauchen – so dressieren, wie wir halt die Tiere dressieren, die wir heranbändigen wollen. Da gehen wir ganz so vor, daß wir eigentlich absehen von Seele und Geist. Das stellen wir auf der einen Seite hin, und auf der anderen Seite stellen wir dasjenige hin, was gar nichts mit dem Leiblichen zu tun hat. Wir sind ja mit unserem Schreiben und Lesen schon so weit gekommen, daß die Arme und Finger und die Augen mit ihren feineren Bewegungen so regsam gemacht werden, daß eben das schon absieht von der übrigen Betätigung des Organismus. Wir zerschneiden den Menschen mitten entzwei. Dagegen wenn wir eurythmisieren, so daß in der Bewegung enthalten ist, was das Kind auch schreibend, lesend lernen soll, da nähern wir ja die Dinge. Wenn das Kind sich künstlerisch betätigt und die Buchstaben und alles aus der Form, dem Bilde heraus bekommt, dann ist das ein und dieselbe Betätigung, die nur mehr seelisch-geistig nuanciert ist, wenn wir eurythmisieren, oder mit dem eigenen Bewußtsein vollzogen wird, wie beim Singenanhören. Wir bringen die Dinge zusammen. Wir lassen das Kind eine Einheit sein.

Wenn wir so vorgehen, dann wird uns folgendes passieren, was mir so häufig passiert, wenn solche Veranstaltungen sind, wo die Eltern dabei sind. Dann kommen die Eltern heran – wir müssen da nur lernen, wie wir uns zu den Eltern verhalten sollen, wenn sie kommen und sagen: Könnten Sie nicht irgend etwas dazu tun, daß mein Junge in eine andere Klasse kommt, wo er einen Lehrer hat, dann hat er mehr Respekt. Er ist schon 8 Jahre alt und kann noch nicht lesen und schreiben. – Da wird das dem Umstande zugeschrieben, daß da drinnen eine Lehrerin ist. Die Eltern glauben, wenn er einen Lehrer hat, wird der nun eher die Tendenz haben zum besseren Dressieren. Und auf diese Weise bekommt man die durchaus falschen Urteile, die überall herumschleichen und über die wir insbesondere die Elternschaft aufklären müssen. Wir müssen sie nicht frappieren. Wir können nicht dasselbe, was wir unter uns reden, den Eltern sagen. Wir können nicht sagen: Seid froh, daß euer Junge mit 9 Jahren noch nicht lesen und schreiben kann. Er wird um so besser lesen und schreiben, wenn er es mit 9 Jahren nicht gekonnt hat; denn wenn er mit 9 Jahren wunderschön schreiben und lesen kann, dann wird er später ein Automat, weil dem Menschen etwas Fremdes eingeimpft worden ist. Er wird ein Automat. Diejenigen werden aber Vollmenschen, die noch etwas entgegengestellt haben in ihrer Kindheit dem Lesen und Schreiben. – Wir müssen die Menschen, die aus der heutigen Bildung kommen, etwas sanft anfassen und nicht gleich frappieren, sonst würden wir mit unseren Bestrebungen unter die Räder kommen. Aber in aller Sanftheit müssen wir ihnen doch beibringen, daß es wirklich keine Sünde wider den heiligen Geist des Kindes ist, wenn es mit 8, 9 Jahren nicht ordentlich lesen und schreiben kann.

Nun, wenn wir in dieser Weise richtig das Kind ins Leben hineinleiten, daß wir es in seiner Einheit lassen, daß wir es nicht in zwei Teile zerschneiden, dann erleben wir so um das 9. Jahr herum den außerordentlich wichtigen Punkt im Leben des Kindes, den man einfach beobachten muß: Das Kind kommt dann in einem Male dazu, sich ganz anders zur Außenwelt zu stellen, als es sich vorher gestellt hat. Es ist etwas, wie wenn das Kind erwachen würde, wie wenn es anfangen würde, zu seinem Ich ein ganz besonderes Verhältnis zu finden. In diesem Lebensalter, das so um das 9. Jahr herum liegt, da sollen wir achtgeben auf das Kind. Und wir sollen eigentlich von Anfang an achtgeben. Es kann in der heutigen Zeit leicht passieren, daß verhältnismäßig früh schon das Kind uns solche Anwandlungen zeigt. Wir sollen achtgeben, wie das Kind innerlich dazu kommt, erstaunt zu sein. Über alle Dinge fängt es an, erstaunt zu sein. Es bekommt ein neues Verhältnis zu allen Dingen. Bei normalen Kindern tritt das zwischen dem 9. und 10. Lebensjahr auf. Wenn wir uns jetzt sinnig, innerlich fragen: Was ist da eigentlich mit dem Kinde vorgegangen? – dann ist es so, daß wir etwas zur Antwort bekommen, was man nicht so ganz exakt in die Worte der heutigen Sprache fassen kann, was man aber etwa so ausdrücken kann: bis dahin hätte das Kind, wenn man ihm einen Spiegel vorgehalten hätte und es sein eigenes Antlitz im Spiegel gesehen hätte, dieses so ein bißchen anders angesehen wie es äußere Gegenstände ansieht, aber mit keiner besonderen Empfindung. Bedenken Sie nur cinmal, wenn Sie einem Affen einen Spiegel geben – haben Sie das schon beobachtet? –, er nimmt ihn und läuft mit ihm an einen Ort, wo er ganz ruhig hineinschauen kann und dann schaut er hinein und ist nicht wieder loszukriegen. Wenn man ihm den Spiegel wegnehmen will, so kommt einem das sehr schlecht an. Er ist ganz ungeheuer versessen, dasjenige, was er sieht drinnen, wirklich ins Auge zu fassen. Aber Sie werden es noch nicht erlebt haben, daß ein Affe anders geworden ist, wenn er in den Spiegel gesehen hat. Sie werden nicht beobachten, daß der Affe viel eitler geworden ist. Es macht ihm nach dieser Richtung keinen Eindruck. Es macht Eindruck auf sein Wahrnehmungsvermögen, was ihm die augenblickliche Wahrnehmung heraufspiegelt, aber es metamorphosiert sich das nicht um. Er vergißt das gleich wiederum, wenn ihm der Spiegel weggenommen wird. Eitler wird er nicht. Das Kind würde von dem Moment an, von diesem Lebensalter an, das ich charakterisiere, durch das Sich-selbst-Anschauen in der Tat verleitet, zu einem Umgestalten der früheren Empfindungsweise in Eitelkeit, Koketterie. Das ist der Unterschied zwischen dem Affen, der noch viel mehr hält auf das Sich-selbst-Sehen als das Kind, und dem Kinde. Beim Affen geht es nicht dauernd in den Gefühlscharakter, Willenscharakter über. Beim Kind muß man sagen: Wenn es sich im Spiegel sieht von 9½ Jahren an, ist das Sich-in-dem-Spiegel-Sehen für das Kind etwas, was bleibende Eindrücke hervorbringt, was seinen Charakter in einer gewissen Weise beeinflußt. Das könnte man wahrnehmen, wenn man das Experiment machen wollte. – Und nicht wahr, in einem Zeitalter, wo man Pädagogik zu einer Experimentalwissenschaft machen will, weil man ihr anders nicht beikommen kann, weil man alles Innerliche verloren hat, könnte auch die Tendenz vorhanden sein, diesen besonders wichtigen Übergang zwischen dem 9. und 10. Jahr ausexperimentieren zu wollen, bei den einzelnen Kindern einen Spiegel zu haben in dieser Zeit, immer den Spiegel vorzuhalten, dann ein Stück Papier zu haben und immer zu registrieren, was das Kind da für besondere Entwickelungszustände zeigt, damit man es in ein Buch schreiben kann und ein Kapitel der experimentellen Pädagogik daraus machen kann. Aber diese Prozedur ist für das Seelisch-Geistige keine andere, als wenn man sagen würde: Ja, hinter das Geheimnis der Menschennatur kommen wir nicht auf unseren Wegen; wir müssen uns schon entschließen, jedes Jahr einen umzubringen, damit wir dann im Moment des Sterbens hinter das Leben kommen. Solche

Beobachtungen der Wissenschaft gestattet man sich noch nicht im Physisch-Sinnlichen, aber im Seelisch-Geistigen ist man schon so weit, daß man die Experimente so macht, daß zu gleicher Zeit die unglückseligen Opfer in einer gewissen Weise gelähmt werden für ihr Leben, daß man gerade diejenigen Experimente macht, die man vermeiden sollte.

So können Sie sich Bücher nehmen über experimentelle Pädagogiken und dasjenige bezeichnet finden, wozu sie eigentlich eine ganz andere Stellung nehmen sollten. Da können Sie zum Beispiel über das Gedächtnis, über das Empfindungsvermögen Dinge registriert finden, die Sie beim heranwachsenden Kind vermeiden sollten. Die experimentelle Pädagogik macht dasjenige, was man eigentlich abschaffen sollte, zum Inhalte ihres Experimentes. Alles dasjenige, was man verhüten sollte, das wird in das Experiment hereingezogen. Das ist dasjenige, was an der gegenwärtigen Zivilisation so zerstörerisch ist, daß sie überall dahinterkommen will, wie es eigentlich die Leichname machen, nicht wie es das Leben macht. Wie es die Leichname machen, dahinter möchte man kommen, statt daß man sich bemüht, zu beobachten, wie die Dinge im Leben vorgehen: wie tatsächlich das Kind in einer feinen, zarten Weise zu einer Art von Erstaunen kommt über alles, was in der Welt vorgeht, weil es anfängt, sich selber in der Welt drinnen zu sehen. Man kommt ja erst in diesem Stadium des Lebens zum Ich-Bewußtsein. Wenn man es einem überall entgegenglänzen sieht, wenn man überall in der Pflanzenwelt, Tierwelt anfängt zu fühlen und zu empfinden, dann weiß man etwas von sich aus. Und das fängt an aufzuwachen in dem Kinde zwischen 9 und 10 Jahren. Es fängt nicht an aufzuwachen, wenn man vermeidet, es zum bildlichen Betätigen zu bringen, wenn man vermeidet, es dazu zu bringen, daß es in seiner eigenen Bewegung Sinnvolles ausführt. Das geschieht ja heute nicht. Es wird heute nicht so erzogen, daß das Kind Sinnvolles ausführt. Es wird, wie das arme Lämmlein auf die Weide, in den Turnsaal geführt und durch Befehle, wie es seine Arme bewegen soll, wie es an den verschiedenen Geräten sich betätigen soll, erzogen. Darin ist doch nicht etwas besonders Geistiges, oder haben Sie bemerkt, daß da etwas besonders Geistiges in den Dingen getrieben wird? Gewiß, es wird sehr schön geredet über diese Dinge. Aber diese Dinge sind nicht durchgeistigt.

Was geschieht dadurch? Dadurch geschieht dasjenige, daß das Kind in dem Alter, wo man am besten den innerlichen Schönheitssinn einimpfen kann, ihn nicht eingeimpft bekommt. Es möchte so gerne erstaunen, aber man hat diese Kraft zum Erstaunen ertötet. Nehmen Sie sich einen Lehrplan, der heute üblich ist, nehmen Sie seine Tendenzen: Die bestehen darinnen, das Kind so zu behandeln, wenn es im 6., 7. Jahr in die Schule hineingepfropft wird, daß es stumpf bleibt für das Erleben, das es haben soll zwischen dem 9. und 10. Lebensjahr. Es erlebt es überhaupt nicht. Dadurch, daß es aber überhaupt nicht erlebt, geht es in die Körperlichkeit, sitzt in der Körperlichkeit, statt daß es im Bewußtsein sitzt. Und die Folge davon ist, weil das, was im Bewußtsein sitzen will, in der Körperlichkeit sitzt, daß es da unten rumort, daß es da unten sich umwandelt in Gefühle und Triebe, und daß die Menschen Gefühle und Triebe in sich haben und nichts wissen davon. So gehen sie im Leben herum und finden nichts mehr am Leben. Das ist ja ein Charakteristikon unserer Zeit, daß die Menschen am Leben nichts finden, da sie als Kinder nicht gelernt haben, das Leben schön zu finden. Sie möchten überall nur dasjenige finden, was im trockensten Sinne ihnen irgendwie die Erkenntnis bereichert. Aber sie finden nicht die verborgene, geheime Schönheit überall, und es erstirbt überhaupt der Zusammenhang mit dem Leben. Das ist der Gang der Kultur, daß der Zusammenhang des Menschen mit der Natur erstirbt. Wenn man davon durchdrungen ist, wenn man etwas davon bemerkt hat, dann weiß man, daß es darauf ankommt, daß man das rechte Wort findet, daß das Kind ums 9. Jahr nun etwas erwartet, über das es erstaunen kann. Denn wenn man das nicht tut, dann zerstört man eigentlich außerordentlich viel. – Man muß eben lernen, das Kind zu beobachten. Man muß mit dem Gefühl in das Kind selber hineinwachsen; man muß drinnenstecken in dem Kind, nicht äußerlich herumexperimentieren, sondern drinnenstecken.

Es ist wirklich so, daß man sagen muß: Der Mensch entwickelt sich schon so, daß er eine gewisse Lebensbahn durchmacht von dem Moment an, wo in einer unteren Schichte gewissermaßen auftaucht aus der Sprache heraus: Du bist ein Ich. – Dieses, was da beim Kinde verhältnismäßig früh auftritt, wenn es lernt, zu sich «Ich» sagen, das ist doch wie ein Traumhaftes und lebt wie ein Traumhaftes fort. Das Kind wird uns nun in die Schule gebracht. Und indem es uns in die Schule gebracht wird, müssen wir das wenden. Es will ja eine andere Richtung nehmen. Wir müssen es zur künstlerischen Betätigung hinwenden. Und wenn wir uns eine Zeitlang so mit dem Kinde beschäftigt haben, dann macht es den Weg zurück, und es kommt wiederum durch den Punkt im Leben, wo es zu sich «Ich» sagen gelernt hat und dann setzt es die Sache fort und kommt später dadurch, daß es geschlechtsreif geworden ist, noch einmal durch diesen Punkt. Und wir bereiten diesen Moment vor, wenn wir es in einem Zeitpunkt zwischen dem 9. und 10. Jahre zum Erstaunen, Bewundern der Welt bringen. Wenn wir seinen Schönheitssinn bewußter machen, dann bereiten wir es so vor, daß es, wenn die Geschlechtsreife eintritt, die Welt in der richtigen Weise lieben lernt, daß es die Liebe in der richtigen Weise entwickelt.

Es ist ja nicht nur Liebe von einem zum anderen Geschlecht; das ist nur ein Spezialfall. Die Liebe ist dasjenige, was sich über alles erstreckt, die der innerste Antrieb zum Handeln ist: wir sollen das tun, was wir lieben. Es soll die Pflicht zusammenwachsen mit der Liebe; wir sollen das gern haben, was wir tun sollen. Und das entwickelt sich nur in der rechten Art, wenn wir das Kind so richtig begleiten. So müssen wir die ganze Volksschulzeit hindurch achtgeben, daß wir in der richtigen Weise das Schönheitsgefühl ausbilden. Denn den Wahrheitssinn bringt uns das Kind in einer gewissen Weise mit; den Schönheitssinn müssen wir in der Weise erziehen, wie ich es beschrieben habe.

Daß der Wahrheitssinn in einer gewissen Weise mitgebracht wird, zeigt sich darin, daß das Kind vor der Schulzeit sprechen lernt. In der Sprache ist ja gewissermaßen eine Verkörperung der Wahrheit enthalten, eine Verkörperung der Erkenntnis. Wir müssen uns immer an die Sprache anlehnen, wenn wir die Wahrheit ergründen wollen über die Welt. Daher die Tatsache, daß solche Leute wie *Mauthner* überhaupt glauben, daß in der Sprache schon alles enthalten ist. Solche Leute wie Mauthner, der die «Kritik der Sprache» geschrieben hat, glauben eigentlich, daß man dem Menschen unrecht tut, wenn man ihn über das Lebensalter hinausbringt, wo er die Sprache lernt. Mauthner hat die «Kritik der Sprache» geschrieben, weil er nicht an die Welt glaubt, sondern weil er glaubt, man soll die Menschen in einem kindlichen Zustand lassen, in dem Zustand, wo sie die Sprache lernen. Würde diese Gesinnung allgemein, dann würden wir solchen Geist wie das Kind haben, wenn es gerade sprechen lernt. Dahin tendiert diese Gesinnung, überhaupt solche Menschen zu erzeugen, die auf der Stufe stehen wie die Kinder, wenn sie sprechen gelernt haben. Es wird ja heute alles andere abgewiesen, alles andere als unnaiv und dergleichen bezeichnet.

Nun handelt es sich darum, daß wir uns in dieses Wesen des Nachahmungsbegriffes hineinfühlen, daß wir dann in dem Autoritätsbegriff sehen, wie sich zwischen uns als Autorität und dem Kinde der Sinn für die Schönheit entwickelt. Und haben wir das getrieben bis zu dem Moment, wo das Kind geschlechtsreif wird, dann entwickelt sich, indem das Kind in die Neigung zum Ideal hineinwächst, in der richtigen Weise der Sinn für das Gute. Das Kind müssen wir an uns halten, damit es bis zur Geschlechtsreife das Gute tut. Bis dahin müssen wir durch das gegenseitige Wechselverhältnis so wirken, daß das Kind das Gute tut. Es ist schon notwendig, wenn das elf-, zwölf-, dreizehnjährige Kind das Gute tut, daß so stark die Autorität des Erziehers hinter ihm steht, daß es in dem Moment, wo es das Gute tut, so fühlt, als ob es damit seinen Lehrer und Erzieher zufrieden macht. Und das Schlechte soll es meiden. Es soll fühlen, daß er von irgendeiner unbestimmten Seite kommt und unzufrieden ist. Irgendwo soll es den Erzieher vermuten. So soll es zusammenwachsen mit dem Lehrer und dem Erzieher. Es soll ihm erst mit der Geschlechtsreife entwachsen.

Wenn wir das Kind so erziehen und aufziehen, daß wir es schon für reif halten, wenn es in die Schule kommt, und möglichst zu eigenen Urteilen anführen in dem Moment, wo es sprechen gelernt hat, das heißt, alles auf Anschauung gründen, dann lassen wir das Kind in dem Entwickelungszustand, wo es sprechen gelernt hat, und wollen es nur nicht weiterkommen lassen. Wenn wir also dieses nicht herankommen lassen, daß das Kind wirklich einen Wandel durchmacht mit der Geschlechtsreife, daß es wirklich etwas ablegt dadurch, daß wir es erst an die Autorität gewöhnt haben, dann kann es nicht über die Autorität hinauswachsen. Es muß erst die Autorität gefühlt haben. Es muß dann mit der Geschlechtsreife über das Autoritätsgefühl hinauswachsen und das Urteil suchen.

Wir müssen dann wirklich in das Verhältnis des Kindes kommen, daß ein jeglicher sich seinen Helden wählt, dem er die Wege zum Olymp sich nacharbeitet. Natürlich ist das mit allerlei Unbehaglichkeiten verbunden. Man hat es dann nicht mehr in der Hand, das selbstverständliche Ideal für das Kind zu bleiben. Man muß sich dann selber darnach halten. Früher kann man es noch befehlen. Mit der Geschlechtsreife tritt es dann auf, daß das Kind bemerkt und sehr sensitiv wird für die Unmöglichkeiten beim Lehrer und Erzieher. Dieser Gefahr müssen wir uns bewußt aussetzen, daß das Kind sehr sensitiv wird für dasjenige, was der Lehrer selber nicht tun soll. Namentlich werden Sie bemerken, daß das Kind in dieser Zeit sehr sensitiv wird für die Gesinnung des Lehrers. Aber wenn wir es nicht mit uns egoistisch, sondern ehrlich mit dem Kinde meinen, dann werden wir gerade auf diese Empfindungsmöglichkeit hin erziehen und unterrichten. Dann werden wir gerade dasjenige herankommen lassen, daß wir in ein freies Verhältnis zur heranwachsenden Jugend kommen. Und dann werden wir bewirken, daß der Mensch in der richtigen Weise hineinwächst in das Wahre, das ihm gewissermaßen aus einer geistigen Welt wie ein Erbgeschenk mitgegeben wird, daß er in der richtigen Weise zusammenwächst mit dem Schönen, und daß er in dieser Welt des sinnlichen Daseins lernt das Gute, das er hier ausprägen soll. Geradezu eine Sünde ist es, von dem Wahren, Schönen, Guten im abstrakten Sinn zu reden, ohne im konkreten darauf aufmerksam zu machen, wie es im Verhältnis steht zu den einzelnen Lebensaltern.

Natürlich, meine lieben Freunde, wenn man eine so kurze Betrachtung anstellt durch wenige Tage, kann man immer wiederum nur einen kleinen Ausschnitt geben von dem, was an uns herantreten soll; wir können nur nach und nach in die Aufgaben, die uns gestellt werden, hineinwachsen. Aber wirklich: wir wachsen schon von selber in einer gewissen Weise hinein, wenn wir aus der Kraft heraus an die Dinge herangeführt werden, die wir gewinnen, wenn wir auch alles Physisch-Sinnliche von dem geistig-seelischen Standpunkt aus betrachten werden, wenn wir die Welt betrachten, indem wir immer auch hinblicken auf den Menschen. Das müssen wir insbesondere als Pädagogen, als solche Menschen tun, denen die Jugend anvertraut ist; da müssen wir uns wirklich vor allen Dingen fühlen als ein Glied im Weltganzen drinnen, innerhalb dessen die Menschheitsentwickelung eine große Rolle spielt.

Daher möchte ich immer, daß dasjenige, was wir empfinden, wenn wiederum ein Schuljahr beginnt, wenn wir neuerdings anfangen, daß das auch in einer gewissen Weise durchsetzt ist mit einem rechten Erfühlen unserer großen Aufgabe, daß wir uns da drinnen fühlen in aller Bescheidenheit als Missionare der Menschheitsentwickelung. In diesem Sinne möchte ich immer, daß dasjenige, was ich bei einer solchen Gelegenheit zu Ihnen spreche, auch etwas in sich habe wie ein gebetartiges Sich-Erheben zum Geistigen, das wir nicht nur als ein Intellektuelles, sondern als ein Lebendiges über uns hereinrufen.

Ich möchte, daß Sie sich bewußt werden, daß das Geistige unter uns sich ausbreitet wie eine lebendige Wolke, die durchseelt und durchgeistigt ist und Sie so fühlen, daß die lebendigen Geister selbst aufgerufen werden durch dasjenige, was wir unter uns sprechen am Beginne eines neuen Schuljahres; daß diese lebendigen Geister selber aufgerufen werden, daß zu ihnen gefleht wird: Helft uns, bringt lebendige Geistigkeit unter uns, träufelt sie in unsere Seelen, in unsere Herzen, damit wir in der richtigen Weise wirken.

Wenn Sie empfinden, daß das auch ein Gefühlserlebnis sein soll, was wir an den Ausgangspunkt unseres Jahresanfanges stellen, dann werden Sie eine Absicht, die mit diesen Betrachtungen verbunden ist, empfinden, und deshalb möchte ich etwas wie eine kurze Meditationsformel an den Schluß dieser Betrachtungen hinsetzen. Diese Meditationsformel soll lauten:

Wir wollen arbeiten, indem wir einfließen lassen in unsere Arbeit dasjenige, was aus der geistigen Welt heraus auf seelisch-geistige Weise und auch auf leiblich-physische Weise in uns Mensch werden will.

Textunterlagen: Der Wortlaut der hier wiedergegebenen Vorträge basiert auf einem von dem Stenografen erstellten Text. Der Name des Stenografen ist nicht bekannt, auch liegen keine Originalstenogramme mehr vor.

Werke Rudolf Steiners, die innerhalb der Gesamtausgabe (GA) erschienen sind, werden in den Hinweisen mit der Bibliographie-Nummer angegeben. Siehe auch die Übersicht am Schluß des Bandes.

zu Seite

9 *daß wir mit Beginn des nächsten Schuljahres die Waldorfschule um eine sehr wichtige Klasse zu erweitern haben:* Es handelt sich um das 3. Schuljahr (18. Juni 1921 bis 30. Mai 1922) und die Begründung der 10. Klasse.

10 *wie wir Ihnen oftmals bei gewissen feierlichen Gelegenheiten sagten:* Siehe «Rudolf Steiner in der Waldorfschule, Vorträge und Ansprachen für die Kinder, Eltern und Lehrer in der Waldorfschule in Stuttgart 1919–1924», GA Bibl.-Nr. 298.

20 *Friedrich von Schlegel,* 1772–1829, Schriftsteller, Philosoph und Sprachforscher.

28 *Ich habe darauf in dem Kurs des vorigen Jahres hingedeutet:* Siehe «Meditativ erarbeitete Menschenkunde», vier Vorträge, gehalten für unterrichtende Erzieher, Stuttgart 15.–22. September 1920, in «Erziehung und Unterricht aus Menschenerkenntnis», GA Bibl.-Nr. 302 a.

36 *Goethes Abhandlung über den Granit:* In «Goethes Naturwissenschaftliche Schriften», herausg. und kommentiert von Rudolf Steiner in Kürschners «Deutsche National-Litteratur», 5 Bde., Bibl.-Nr. 1a-e, Nachdruck Dornach 1975; Band V, S. 586 ff.

37 *Shakespeare läßt ahnen:* Siehe «Julius Cäsar», 1. Akt, 2. Szene. Ausspruch Cäsars.

38 *Emil Abderhalden,* 1877–1950, Physiologe und Chemiker.

51/52 *was ich Ihnen an die Tafel gezeichnet habe:* Siehe Zeichnung im 2. Vortrag, Seite 31.

55 *René Descartes,* 1596–1650, «Meditationes de prima philosophia», 1641; deutsch in der «Philosophischen Bibliothek» und «Universal-Bibliothek».

Henri Bergson, 1859–1941, «L'évolution créatrice», 1907 (deutsch 1921); siehe auch «Einführung in die Metaphysik», Jena 1909, S. 21, 23, 24.

56 *Lehrplan für die 10. Klasse:* Behandelt in der Konferenz vom 17. Juni 1921. Siehe «Konferenzen mit den Lehrern der Freien Waldorfschule 1919 bis 1924», Bd. II, GA 300b, S. 22ff.

69 *Handfertigkeitsunterricht:* Siehe hierzu: «Künstlerische Handarbeiten nach Richtlinien und Entwürfen Rudolf Steiners» von Luise van Blommestein, Dornach 1934, und «Handarbeit und Kunstgewerbe. Angaben von Rudolf Steiner», zusammengestellt von Hedwig Hauck, Stuttgart 1977.

82 *ein jeglicher muß seinen Helden wählen:* In Goethe, «Iphigenie auf Tauris», 2. Aufzug, 1. Auftritt.

86 *Joseph Hyrtl,* 1810–1894.

91 *Friedrich Dittes,* 1829–1896, «Grundriß der Erziehungs- und Unterrichtslehre», 1868.

Adolf Diesterweg, 1790–1866, «Wegweiser zur Bildung für deutsche Lehrer», 1834; wiederholt neu aufgelegt.

Karl Julius Schröer, 1825–1900., «Unterrichtsfragen», 1873.

99 *zwischen den Achtundzwanziger- und Fünfunddreißigerjahren:* In der Nachschrift steht «35er und 42er Jahren». Die Stelle ist korrigiert in Übereinstimmung mit den nachfolgenden Ausführungen.

135 *Fritz Mauthner,* 1849–1923, «Beiträge zu einer Kritik der Sprache», 1901/02.

LITERATURHINWEIS

(GA = Rudolf Steiner Gesamtausgabe)

Zur Weiterführung und Vertiefung der Darstellungen des vorliegenden Bandes sei auf folgende Ausgaben von Rudolf Steiner verwiesen:

Schriften

Theosophie. Einführung in übersinnliche Welterkenntnis und Menschenbestimmung (1904). GA Bibl.-Nr. 9 (Taschenbuch tb 615)

Wie erlangt man Erkenntnisse der höheren Welten? (1904–08) GA Bibl.-Nr. 10 (Taschenbuch tb 600)

Von Seelenrätseln (1917). GA Bibl.-Nr. 21 (Taschenbuch tb 637)

Die Kernpunkte der sozialen Frage in den Lebensnotwendigkeiten der Gegenwart und Zukunft (1919). GA Bibl.-Nr. 23 (Taschenbuch tb 637)

Die Erziehung des Kindes vom Gesichtspunkte der Geisteswissenschaft. Sonderdruck aus «Lucifer-Gnosis 1903–1908», GA Bibl.-Nr. 34 (in Taschenbuch tb 658)

Vorträge

Allgemeine Menschenkunde als Grundlage der Pädagogik. Vierzehn Vorträge, Stuttgart 21. August bis 5. September 1919. GA Bibl.-Nr. 293 (Taschenbuch tb 617)

Erziehungskunst. Methodisch-Didaktisches. Vierzehn Vorträge und ein Schlußwort. Stuttgart 21. August bis 5. September 1919. GA Bibl.-Nr. 294 (Taschenbuch tb 618)

Erziehungskunst. Seminarbesprechungen und Lehrplanvorträge. Fünfzehn Seminarbesprechungen und drei Lehrplanvorträge. Stuttgart 21. August bis 6. September 1919. GA Bibl.-Nr. 295 (Taschenbuch tb 639)

Geisteswissenschaftliche Menschenkunde. Neunzehn Vorträge, Berlin 19. Oktober 1908 bis 17. Juni 1909. GA Bibl.-Nr. 107

Anthroposophie – Psychosophie – Pneumatosophie. Zwölf Vorträge, Berlin 23.–27. Oktober 1909, 1.–4. November 1910, 12.–16. Dezember 1911. GA Bibl.-Nr. 115

Geisteswissenschaftliche Behandlung sozialer und pädagogischer Fragen. Siebzehn Vorträge, Stuttgart 21. April bis 28. September 1919. GA Bibl.-Nr. 192.

Geistige Wirkenskräfte im Zusammenleben von alter und junger Generation. Pädagogischer Jugendkurs. Dreizehn Vorträge, Stuttgart 3.–15. Oktober 1922. GA Bibl.-Nr. 217

Die Erziehungsfrage als soziale Frage. Sechs Vorträge, Dornach 9.–17. August 1919. GA Bibl.-Nr. 296

Die Erneuerung der pädagogisch-didaktischen Kunst durch Geisteswissenschaft. Vierzehn Vorträge, Basel 20. April bis 11. Mai 1920. GA Bibl.-Nr. 301

Erziehung und Unterricht aus Menschenerkenntnis: Meditativ erarbeitete Menschenkunde. Vier Vorträge, Stuttgart 15.–22. September 1920 – Erziehungsfragen im Reifealter. Zur künstlerischen Gestaltung des Unterrichts. Zwei Vorträge, Stuttgart 21./22. Juni 1922 – Anregungen zur innerlichen Durchdringung des Lehr- und Erzieherberufes. Drei Vorträge, Stuttgart 15./16. Oktober 1923. GA Bibl.-Nr. 302a

Die gesunde Entwickelung des Menschenwesens. Eine Einführung in die anthroposophische Pädagogik und Didaktik. Sechzehn Vorträge und drei Fragenbeantwortungen. Dornach 23. Dezember 1921 bis 7. Januar 1922. GA Bibl.-Nr. 303 (Taschenbuch tb 648)

Die geistig-seelischen Grundkräfte der Erziehungskunst. Zehn Vorträge und zwei Ansprachen, Oxford 16.–29. August 1922. GA Bibl.-Nr. 305 (Taschenbuch tb 604)

Die pädagogische Praxis vom Gesichtspunkte geisteswissenschaftlicher Menschenerkenntnis. Die Erziehung des Kindes und jüngeren Menschen. Acht Vorträge, Fragenbeantwortungen und eine Ansprache, Dornach 15.–22. April 1923. GA Bibl.-Nr. 306

Gegenwärtiges Geistesleben und Erziehung. Vierzehn Vorträge, drei Diskussionen und zwei Ansprachen, Ilkley 5.–17. August 1923. GA Bibl.-Nr. 307

Die Methodik des Lehrens und die Lebensbedingungen des Erziehens. Fünf Vorträge, Stuttgart 8.–11. April 1924. GA Bibl.-Nr. 308 (in Taschenbuch tb 658)

Anthroposophische Pädagogik und ihre Voraussetzungen. Fünf Vorträge, eine Ansprache und drei Fragenbeantwortungen, Bern 13.–17. April 1924. GA Bibl.-Nr. 309

Der pädagogische Wert der Menschenerkenntnis und der Kulturwert der Pädagogik. Neun Vorträge und ein Schlußwort, Arnheim 17.–24. Juli 1924. GA Bibl.-Nr. 310

Die Kunst des Erziehens aus dem Erfassen der Menschenwesenheit. Sieben Vorträge und eine Fragenbeantwortung, Torquay 12.–20. August 1924. GA Bibl.-Nr. 311

Heilpädagogischer Kursus. Zwölf Vorträge, Dornach 25. Juni bis 7. Juli 1924. GA Bibl.-Nr. 317

RUDOLF STEINER GESAMTAUSGABE

Gliederung nach: Rudolf Steiner - Das literarische und künstlerische Werk. Eine bibliographische Übersicht (Bibliographie-Nrn. *kursiv* in Klammern)

A. SCHRIFTEN

I. Werke

Goethes Naturwissenschaftliche Schriften, eingeleitet und kommentiert von R. Steiner, 5 Bände, 1884 - 97, Neuausgabe 1975 *(1a-e)*; separate Ausgabe der Einleitungen, 1925 *(1)*
Grundlinien einer Erkenntnistheorie der Goetheschen Weltanschauung, 1886 *(2)*
Wahrheit und Wissenschaft. Vorspiel einer «Philosophie der Freiheit», (1892) *(3)*
Die Philosophie der Freiheit. Grundzüge einer modernen Weltanschauung, 1894 *(4)*
Friedrich Nietzsche, ein Kämpfer gegen seine Zeit, 1895 *(5)*
Goethes Weltanschauung, 1897 *(6)*
Die Mystik im Aufgange des neuzeitlichen Geisteslebens und ihr Verhältnis zur modernen Weltanschauung, 1901 *(7)*
Das Christentum als mystische Tatsache und die Mysterien des Altertums, 1902 *(8)*
Theosophie. Einführung in übersinnliche Welterkenntnis und Menschenbestimmung, 1904 *(9)*
Wie erlangt man Erkenntnisse der höheren Welten? 1904/05 *(10)*
Aus der Akasha-Chronik, 1904 - 08 *(11)*
Die Stufen der höheren Erkenntnis, 1905 - 08 *(12)*
Die Geheimwissenschaft im Umriß, 1910 *(13)*
Vier Mysteriendramen: Die Pforte der Einweihung - Die Prüfung der Seele - Der Hüter der Schwelle - Der Seelen Erwachen, 1910 - 13 *(14)*
Die geistige Führung des Menschen und der Menschheit, 1911 *(15)*
Anthroposophischer Seelenkalender, 1912 *(in 40)*
Ein Weg zur Selbsterkenntnis des Menschen, 1912 *(16)*
Die Schwelle der geistigen Welt, 1913 *(17)*
Die Rätsel der Philosophie in ihrer Geschichte als Umriß dargestellt, 1914 *(18)*
Vom Menschenrätsel, 1916 *(20)*
Von Seelenrätseln, 1917 *(21)*
Goethes Geistesart in ihrer Offenbarung durch seinen Faust und durch das Märchen von der Schlange und der Lilie, 1918 *(22)*
Die Kernpunkte der sozialen Frage in den Lebensnotwendigkeiten der Gegenwart und Zukunft, 1919 *(23)*
Aufsätze über die Dreigliederung des sozialen Organismus und zur Zeitlage 1915 - 1921 *(24)*
Kosmologie, Religion und Philosophie, 1922 *(25)*
Anthroposophische Leitsätze, 1924/25 *(26)*
Grundlegendes für eine Erweiterung der Heilkunst nach geisteswissenschaftlichen Erkenntnissen, 1925. Von Dr. R. Steiner und Dr. I. Wegman *(27)*
Mein Lebensgang, 1923 - 25 *(28)*

II. Gesammelte Aufsätze

Aufsätze zur Dramaturgie 1889–1901 *(29)* – Methodische Grundlagen der Anthroposophie 1884–1901 *(30)* – Aufsätze zur Kultur- und Zeitgeschichte 1887–1901 *(31)* – Aufsätze zur Literatur 1886–1902 *(32)* – Biographien und biographische Skizzen 1894–1905 *(33)* – Aufsätze aus «Lucifer-Gnosis» 1903–1908 *(34)* – Philosophie und Anthroposophie 1904–1918 *(35)* – Aufsätze aus «Das Goetheanum» 1921–1925 *(36)*

III. Veröffentlichungen aus dem Nachlaß

Briefe – Wahrspruchworte – Bühnenbearbeitungen – Entwürfe zu den Vier Mysteriendramen 1910–1913 – Anthroposophie. Ein Fragment – Gesammelte Skizzen und Fragmente – Aus Notizbüchern und -blättern – *(38-47)*

B. DAS VORTRAGSWERK

I. Öffentliche Vorträge

Die Berliner öffentlichen Vortragsreihen, 1903/04 bis 1917/18 *(51-67)* – Öffentliche Vorträge, Vortragsreihen und Hochschulkurse an anderen Orten Europas 1906–1924 *(68-84)*

II. Vorträge vor Mitgliedern der Anthroposophischen Gesellschaft

Vorträge und Vortragszyklen allgemein-anthroposophischen Inhalts – Christologie und Evangelien-Betrachtungen – Geisteswissenschaftliche Menschenkunde – Kosmische und menschliche Geschichte – Die geistigen Hintergründe der sozialen Frage – Der Mensch in seinem Zusammenhang mit dem Kosmos – Karma-Betrachtungen – *(91-244)*

Vorträge und Schriften zur Geschichte der anthroposophischen Bewegung und der Anthroposophischen Gesellschaft *(251-263)*

III. Vorträge und Kurse zu einzelnen Lebensgebieten

Vorträge über Kunst: Allgemein-Künstlerisches – Eurythmie – Sprachgestaltung und Dramatische Kunst – Musik – Bildende Künste – Kunstgeschichte *(271-292)* – Vorträge über Erziehung *(293-311)* – Vorträge über Medizin *(312-319)* – Vorträge über Naturwissenschaft *(320-327)* – Vorträge über das soziale Leben und die Dreigliederung des sozialen Organismus *(328-341)* – Vorträge für die Arbeiter am Goetheanumbau *(347-354)*

C. DAS KÜNSTLERISCHE WERK

Originalgetreue Wiedergaben von malerischen und graphischen Entwürfen und Skizzen Rudolf Steiners in Kunstmappen oder als Einzelblätter: Entwürfe für die Malerei des Ersten Goetheanum – Schulungsskizzen für Maler – Programmbilder für Eurythmie-Aufführungen – Eurythmieformen – Entwürfe zu den Eurythmiefiguren, u. a.

Die Bände der Rudolf Steiner Gesamtausgabe
sind innerhalb einzelner Gruppen einheitlich ausgestattet.
Jeder Band ist einzeln erhältlich.